TRAITÉ PRATIQUE

DES

MALADIES DES CHIENS,

PAR

E. CAPRON,

PHARMACIEN DE PREMIÈRE CLASSE,

A l'Isle-Adam (Seine-et-Oise).

DEUXIÈME ÉDITION, REVUE ET AUGMENTÉE.

Prix : 1 fr. 50.

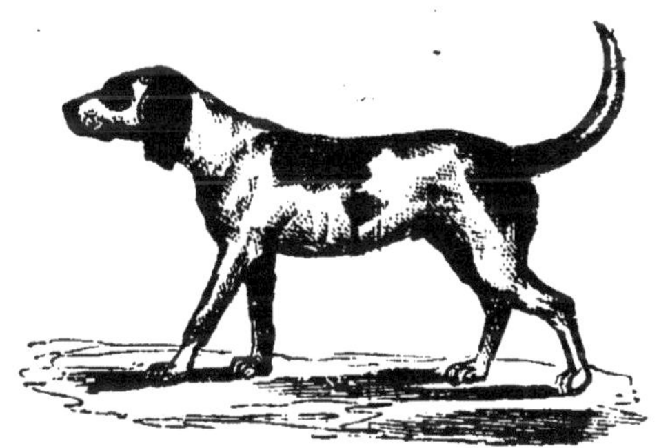

PARIS,

LIBRAIRIE DE FIRMIN-DIDOT ET Cie,

IMPRIMEURS DE L'INSTITUT, RUE JACOB, 56.

TRAITÉ PRATIQUE

DES

MALADIES DES CHIENS.

INTRODUCTION.

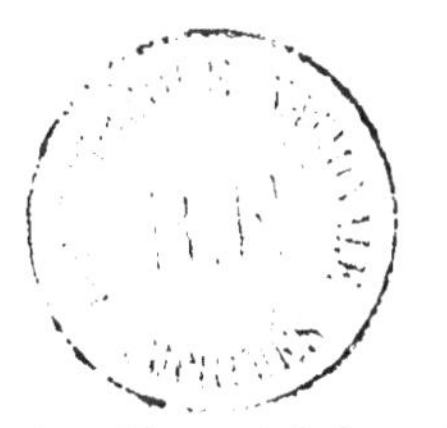

En livrant à la publicité, sous le nom de *Traité pratique des maladies des chiens*, le résultat de mon expérience, mon intention n'est nullement de faire la description complète de toutes les affections morbides auxquelles est sujette la race canine, mais de mettre à même les personnes qui possèdent des chiens, de reconnaître les affections dont ils sont atteints et de leur administrer les soins nécessaires, en attendant que l'on puisse les confier aux soins d'un vétérinaire.

J'indique les remèdes propres à combattre chacune des affections dont je donne la description. J'ai évité, autant que possible, d'employer les termes étrangers, les théories, les citations littéraires, afin que cet ouvrage fût à la portée de tout le monde. J'ai divisé mon travail en maladies internes et maladies externes. Je m'estimerai heureux si je parviens, par les conseils que je donne, à éviter des souffrances aux malades pour lesquels j'ai toujours éprouvé beaucoup d'affection, et à leur rendre la santé.

Ce résumé est le résultat de trente années d'observations faites sur les maladies des chiens.

En publiant aujourd'hui une seconde édition du Traité pratique, j'ai tenu compte des observations qui m'ont été faites, et ai comblé quelques lacunes existantes dans mon premier travail. Comme par le passé, je continuerai à donner des conseils aux personnes qui s'adresseront à moi par lettres affranchies.

E. Capron,

Pharmacien de 1re classe de l'École spéciale de Paris.

TRAITÉ PRATIQUE

DES

MALADIES DES CHIENS.

PREMIÈRE PARTIE.

MALADIES INTERNES.

Rut.

Régulièrement, deux fois par an, les chiennes entrent en rut.

Si on laissait à la nature le soin de remplir ses fonctions, la quantité d'animaux qui en résulterait serait considérable, et il est des cas où le besoin du service des chiennes empêche de les laisser s'accoupler.

L'époque de la parturition, ayant ordinairement lieu de décembre en janvier et de juillet en août, rend les chiennes impropres à tout service pendant près de deux mois; les époques coïncidant habituellement avec l'ouverture de la chasse, ces motifs engagent bien des personnes à éviter que leurs chiennes ne soient prêtes à mettre bas ou à nourrir à cette époque.

On a préconisé beaucoup de moyens sinon pour empêcher le rut, au moins pour abréger le laps de temps que dure cet état.

Voici ceux que l'expérience m'a démontré être les meilleurs.

Faire prendre à la chienne, pendant cinq à six jours, une tasse d'infusion de fleurs de nénuphar (nymphéa jaune), 4 grammes infusés pendant un quart d'heure dans un verre d'eau bouillante, et, après l'avoir passée à travers un linge, la mélanger avec autant de lait; diminuer la quantité de nourriture; faire prendre, matin et soir, pendant dix minutes, un bain de siège dans de l'eau froide; pendant cinq jours, le matin, à jeun, donner deux pilules purgatives (160, rue Saint-Denis). Ces moyens combinés ensemble, s'ils n'arrêtent pas immédiatement le rut, en abrègent de beaucoup la durée.

Tout en indiquant les moyens ci-dessus pour empêcher la reproduction, je dois cependant dire que l'on ne peut impunément, pendant plusieurs années, s'opposer aux besoins de la nature, et que les chiennes privées de satisfaire leurs désirs sont plus sujettes que d'autres à contracter différentes maladies, principalement l'obésité et les maladies de la peau.

Naissance des chiens ou parturition.

La durée de la gestation chez la chienne est habituellement de soixante à soixante-quatre jours. Au bout de ce temps, l'époque de la parturition étant arrivée, la chienne ressent des contractions spasmodiques, vulgairement appelées douleurs. Par l'effet de ces contractions, les petits, situés dans la matrice, sont poussés vers le col, lequel se dilatant, amène la sortie du fœtus. Par l'effet des douleurs plus ou moins violentes et répétées pendant un certain laps de temps, le petit qui se trouve occuper le point le plus éloigné se trouve amené dans le col de la matrice, enveloppé d'une membrane légère. Le vagin, en ce moment, se trouve enduit d'une mucosité plus abondante que d'ordinaire ; une douleur plus violente que la précédente fait déchirer la membrane dans laquelle est enveloppé le petit, et donne issue aux eaux fœtales qui se répandent dans le vagin ; ensuite le petit, enveloppé de la membrane placentaire dans laquelle il est contenu, se trouve expulsé de la matrice et ensuite de l'utérus. Le petit, tenant encore au placenta par le cordon ombilical, la mère se met en devoir de couper ce ligament avec ses dents, puis elle avale le placenta et les membranes fœtales.

Il arrive quelquefois, surtout aux jeunes chiennes, à leur première portée, d'avaler un ou deux de leurs petits avec le placenta. Beaucoup de personnes s'effrayent de cet accident : il ne doit en rien les inquiéter, le petit se trouvant digéré par la mère, comme toute autre substance animale.

Si, comme cela est le cas le plus ordinaire, la matrice renferme encore plusieurs petits, l'opération se renouvelle de la même manière pour ceux qui restent, le petit le plus éloigné du col de la matrice étant toujours celui qui se présente le premier.

Aussitôt la sortie des petits, la mère se met à les lécher par tout le corps, à les raprocher de son ventre pour leur faire prendre ses trayons, qu'ils commencent à teter aussitôt.

Le premier lait que la mère fournit à sa progéniture n'a pas seulement pour effet la nutrition, mais, d'après sa composition, il agit comme laxatif et contribue à débarrasser le tube intestinal des petits des matières gluantes qu'il contient. Dans le cas d'avortement ou d'accouchement laborieux, si les douleurs viennent à cesser et que le travail de l'accouchement ne puisse s'opérer, faire prendre à la chienne deux grammes de seigle ergoté, délayé dans un demi-verre d'eau, le lui administrer par cuillerée de dix en dix minutes.

Si, malgré cette médication, l'accouchement ne peut se faire, avoir recours aux soins du vétérinaire, ces différents cas nécessitant des opérations mécaniques qu'une personne de l'art peut seule entreprendre, car il arrive également assez souvent qu'un petit, mort par accident dans le ventre de la mère, obstrue le passage et empêche la sortie des autres.

Quand on a l'intention de détruire une partie de la portée, il est bon cependant d'attendre vingt-quatre heures au moins avant de retirer à la mère les petits que l'on veut détruire, afin que pendant ce temps les mamelles se trouvent dégorgées. Il est essentiel dans les premiers jours après la parturition, de faire quitter sa couche à la mère pour lui faciliter et l'engager à faire ses ordures.

Pendant l'allaitement on devra donner à la mère une nourriture substantielle, composée de soupe grasse et de viande hachée, en rapport avec le mombre de petits qu'elle nourrit, et avoir le soin de maintenir de l'eau fraîche à sa disposition. Si l'on s'apercevait que la mère fût constipée, ajouter du miel dans son eau et lui faire prendre, le matin à jeun, deux pilules purgatives (160, rue Saint-Denis) tous les deux jours, jusqu'à ce que les évacuations deviennent régulières. Pendant que ses petits ne se nourrissent exclusivement que de lait, la mère avale leurs déjections.

Sevrage.

Il est assez difficile d'assigner une époque fixe pour le sevrage, cette époque étant subordonnée à l'état de constitution et de santé de la mère et au nombre de petits qu'elle nourrit; mais habituellement on peut, lorsque l'on se trouve dans de bonnes conditions, sevrer les petits à six semaines ou deux mois. Il est bon, quelques jours avant de les séparer de la mère, de les accoutumer à manger de la soupe au lait et même de la soupe grasse.

Quant aux soins à donner à la mère, il faut, aussitôt qu'on l'aura privée de ses petits, lui faire prendre pendant huit jours, chaque matin, de deux à quatre pilules purgatives, selon sa complexion; lui graisser, deux fois par jour, les mamelles avec un peu d'onguent populéum, ou, à son défaut, un peu de saindoux. Après ces frictions, enduire les mamelles d'une couche du mélange suivant : argile délayée avec du vinaigre ; à défaut d'argile, la remplacer par du blanc d'Espagne ; renouveler les frictions deux fois par jour, et cela pendant une huitaine.

Cette médication a pour but de faire disparaître le lait, de raffermir les mamelles et les empêcher de rester flasques et pendantes; ce qui, pour les chiennes de chasse surtout, offre un grave inconvénient, en les exposant à se les déchirer en traversant les buissons.

Nourriture et soins à donner aux jeunes chiens.

Après avoir retiré les jeunes chiens d'avec leur mère, leur donner, pendant une huitaine de jours, trois repas de soupe au lait; au bout de ce temps, donner deux repas de soupe au lait et un de soupe grasse. A trois mois, leur donner à manger deux fois le jour seulement. La meilleure nourriture pour les chiens est la soupe faite avec du pain bis trempé dans l'eau chaude, à laquelle on ajoute un peu de graisse et quelques grains de sel, ou de la soupe trempée avec du bouillon gras. Éviter, autant que possible, de tremper la soupe des chiens avec l'eau de vaisselle, laquelle, ordinairement, contient du poivre, de la moutarde ou autres condiments épicés.

Pour les personnes qui possèdent un assez grand nombre de chiens, elles peuvent remplacer la graisse par du bouillon gras fait soit avec de la viande de bœuf, soit avec de la viande de cheval; alors on mêle à la soupe la viande qui a servi à faire le bouillon, en ayant soin de la dépecer en petits morceaux et d'en séparer les os, que l'on donne séparément.

Dans certaines contrées, les personnes qui possèdent des meutes nombreuses ont l'habitude de faire nourrir leurs chiens d'équipage avec de la soupe préparée avec du *creton*, c'est-à-dire avec les membranes résidues de la fonte de suif. J'ai eu l'occasion, en plusieurs circonstances, de signaler les inconvénients de cette nourriture; car très souvent, ces résidus, s'ils ne contiennent pas de sels de cuivre provenant des vases dans lesquels s'est opérée la fonte des suifs, ont éprouvé, avant d'être soumis à la fonte, un commencement de putréfaction qui engendre plusieurs maladies; entre autres, l'inflammation des voies digestives, la gale, le rouvieux et autres maladies de la peau, et aussi des vers intestinaux. D'ailleurs, il ne m'est pas démontré qu'il y ait un bénéfice réel à se servir de ces pains dits de creton, lorsque cinquante grammes de graisse par jour peuvent suffire pour faire la soupe à un chien, le prix de revient se trouvant être le même, à peu de chose près.

Il est bon de recommander aux personnes chargées de donner la nourriture aux chiens de ne pas donner la soupe trop chaude ou d'y laisser des os qui peuvent avoir l'inconvénient de rester dans la gorge et d'amener des accidents.

Dentition.

Il est bon, à l'époque de la dentition, et surtout au moment où la dent molaire commence à apparaître, de faire prendre aux jeunes chiens, une fois la semaine et le matin à jeun, des pilules préventives (160, rue Saint-Denis) de la maladie, à la dose de deux à quatre chaque fois, la quantité devant être proportionnée à la force de l'animal.

L'époque de la dentition coïncidant très souvent avec celle de la maladie des chiens, en ayant soin à ce moment de faire prendre aux jeunes chiens des pilules préventives, on facilite la dentition , et si on ne les préserve pas entièrement des atteintes de la maladie, on en diminue considérablement les conséquences fâcheuses.

Maladie des chiens.

Sous le nom générique de *maladie des chiens,* on désigne l'état dans lequel apparaissent une ou plusieurs maladies dont presque tous les chiens sont atteints.

Elle se déclare à des époques indéterminées par l'âge : chez les uns elle apparaît vers le troisième mois, chez d'autres, au contraire, après le sixième mois, et même plus tard. De même que la gourme chez le cheval, la maladie se présente accompagnée de symptômes plus ou moins graves.

Dans sa forme la plus bénigne, elle offre les caractères d'une affection catarrhale et nerveuse, accompagnée de symptômes gastriques et inflammatoires.

Les différents auteurs qui ont décrit ces différentes nuances de maladies ne sont pas d'accord sur leurs caractères spéciaux. Comme ils ne se présentent pas toujours de la même façon chez différents sujets, on doit subordonner le traitement aux différents symptômes qui se déclarent. Si, cependant, je préconise l'emploi des pilules dites contre la maladie des chiens (160, rue Saint-Denis), c'est grâce à l'expérience acquise et aux bons résultats que j'en ai obtenus que je crois devoir le faire.

Voici les différentes formes sous lesquelles se présente le plus ordinairement la maladie des chiens. Mon intention n'est pas de décrire les divers phénomènes pathologiques que présente cette affection; cependant il est une observation à constater, c'est que, lorsque le chien est arrivé à un certain âge et qu'il a été atteint des diverses affections désignées sous le nom générique de maladie des chiens, il est rare qu'il éprouve de nouveau les mêmes symptômes.

La maladie chez les jeunes chiens se déclare souvent à l'époque de la dentition et quelquefois après cette époque.

Plusieurs auteurs, qui ont traité les affections de la maladie des chiens, croient à la contagion; d'autres ont cru à la transmission de la maladie des chiens par inoculation; plusieurs essais que j'ai faits à ce sujet ont toujours été négatifs. Devant des opinions aussi différentes, je me suis toujours bien trouvé de suivre la médecine des symptômes.

Les personnes qui élèvent des chiens, et elles sont nombreuses, n'étant pas toujours à même de recourir aux soins d'un vétérinaire, trouveront dans les conseils que je donne un guide pour soigner leurs animaux malades.

Dans le cas ordinaire, la maladie des chiens débute par une affection qui a son siège dans les voies respiratoires : c'est le catarrhe bronchique. Les autres affections attaquent la muqueuse intestinale, le système nerveux, la peau, etc.

Les premiers soins à donner au chien au début de la

maladie sont : de lui faire prendre, aussitôt que les symptômes se déclarent, 2 pilules dites *contre la maladie des chiens,* en continuer l'emploi à la même dose chaque matin et chaque soir jusqu'à amélioration, faire prendre au malade du lait coupé avec une décoction de chiendent miellée.

Si le nez et les yeux jettent et que l'état d'embonpoint du chien le permette, appliquer un séton à la nuque et le laisser une quinzaine de jours; alors que l'on supprimera le séton, faire prendre au chien le matin à jeun, pendant cinq ou six jours, 2 pilules purgatives. Si pendant la période de la maladie le chien venait à éprouver les effets indiqués aux articles désignés ci-après sous les dénominations de *catarrhe bronchique, catarrhe intestinal, diarrhée,* employer les moyens indiqués contre ces diverses affections.

Il arrive très souvent qu'au déclin de la maladie, les chiens se trouvent atteints de paralysie partielle, soit de la partie postérieure ou du côté seulement de la partie antérieure, ou des reins; dans ces conditions, il faut avoir soin, tout en continuant le traitement ci-dessus, de faire suivre au malade le traitement que j'indique à l'article *épilepsie, mal caduc.* Très souvent aussi les chiens rendent des vers pendant la période de la maladie; alors on remplacera 2 pilules contre la maladie par 2 pilules vermifuges.

Lorsqu'il y a plus de trente années, je me suis appliqué, pour la facilité de leur emploi, à mettre en pilules les préparations destinées au traitement des maladies des chiens, j'étais loin d'espérer que leur emploi serait devenu aussi journalier; les nombreuses lettres qui m'ont été adressées au sujet de leurs bons résultats me récompensent des soins que j'ai toujours apportés à leur bonne préparation, pour éviter, en quelque cas que ce soit, de les rendre nuisibles...

Catarrhe bronchique.

Le catarrhe bronchique est attribué chez les jeunes chiens à différentes causes : le changement brusque de température, le séjour dans des lieux humides et peu aérés, l'accumulation de plusieurs chiens dans un endroit trop étroit, etc.

La race influe également chez les chiens pour contracter le catarrhe bronchique. Il est à remarquer que les chiens élevés en liberté et à la campagne, d'un tempérament robuste, sont peu sujets à cette maladie, tandis qu'au contraire les chiens de chasse de race pure, braques, épagneuls, griffons, les chiens d'agrément et d'appartement y sont plus sujets que les mêmes animaux provenant de croisement.

Le catarrhe bronchique débute ordinairement chez les jeunes chiens de six à huit mois par un écoulement nasal. Au coin de l'œil survient d'abord un léger suintement, lequel, ensuite, devient plus abondant, et le matin agglutine les paupières.

Le chien se met à tousser. La toux a un caractère tout particulier : elle est douloureuse et paraît provoquée par la présence d'un corps étranger dans le larynx. La fièvre apparaît, alors l'appétit diminue. C'est à ce moment que l'on doit commencer le traitement, car les symptômes s'aggravent promptement. Le flux nasal devient purulent et obstrue les narines; la toux est fréquente; alors le catarrhe nasal devient un catarrhe bronchique. Sous l'influence des pilules dites contre la maladie, que l'on administre à la dose de deux à quatre, le matin, en y joignant le traitement indiqué à l'article : *Maladie des chiens,* les accidents diminuent, et en peu de jours on voit l'animal reprendre sa gaieté; le jetage est moins abondant, l'appétit revient. C'est alors que l'on doit soumettre l'animal à un régime tonique et que l'on peut espérer une terminaison favorable. Dans le cas contraire, le catarrhe bronchique change de nature et se transforme en bronchite capillaire, soit seule, soit compliquée de pneumonie.

Dans le premier cas, les symptômes augmentent d'intensité; le jetage devient épais, se colle aux narines en formant des croûtes; la toux ne se fait presque plus entendre, elle paraît être très douloureuse; la respiration s'accélère, le râle bronchique devient évident et s'étend parfois aux deux poumons.

A cette période de la maladie, les accidents qui surviennent sont très graves, et si on n'y apporte un prompt remède, la mort est presque certaine.

Il faut donc, dans cet état, redoubler de soins. Si le jetage est abondant, l'on doit établir un séton au cou, surtout si le chien est âgé de six à huit mois et pas trop affaibli. Si, au contraire, l'animal est maigre, débile, on doit s'en abstenir.

Il faut alors, tous les matins, lui faire prendre deux à quatre pilules contre la maladie; lui donner pour boisson de l'eau miellée, pour nourriture du bouillon gras dans lequel on aura mis un peu de pain émietté, quelques lavements faits avec une décoction de graine de lin, dans laquelle on ajoutera une cuillerée de gros miel par chaque lavement; avoir le soin, plusieurs fois le jour, de laver les yeux et les narines avec une décoction de son ou de racine de guimauve, pour débarrasser l'animal des matières sécrétées, lesquelles empêchent la respiration.

Si, malgré tous ces soins, la bronchite persiste, si on s'aperçoit que la respiration devient plus fréquente, on devra appliquer un sinapisme de moutarde (Rigollot) de chaque côté de la poitrine, le laisser en contact pendant dix à quinze minutes, après avoir, au préalable, eu le soin de couper le poil. Si l'on n'obtient pas de soulagement, faire alors, de chaque côté de la poitrine et sur les points soumis précédemment à l'action des sinapismes, une friction avec cinq grammes d'onguent vésicatoire (vétérinaire); envelopper le corps avec un linge, afin d'éviter que le malade ne le gratte.

Dans cette affection, l'hygiène est un puissant adjuvant. Le changement d'air, le transport du chien malade à la campagne, amènent assez souvent une prompte guérison.

La nourriture doit être substantielle et donnée à des heures réglées; on doit proscrire toute espèce de friandises et sucreries, en un mot toute substance pouvant amener de l'excitation, se borner au bouillon gras ou à la soupe, et maintenir l'animal à une température modérée.

Catarrhe intestinal.

Les affections intestinales sont très fréquentes chez les jeunes chiens, et débutent le plus ordinairement par la diarrhée. Cette affection coïncide assez souvent avec la seconde dentition, et peut être occasionnée par une mauvaise nourriture, par une alimentation par trop abondante et échauffante, par un exercice trop violent, par l'effet du refroidissement, ou encore le séjour dans des endroits humides.

Les premiers moyens à employer sont de remédier aux inconvénients désignés ci-dessus, de modérer la quantité de nourriture, régler le nombre des repas à deux par jour, donner de la soupe grasse. Si, malgré ces soins, l'inflammation intestinale persistait plusieurs jours, soumettre le chien à la diète, lui faire prendre chaque matin de deux à quatre pilules purgatives, selon la force de l'animal et cela pendant trois ou quatre jours.

Si la diarrhée persiste, si le malade paraît inquiet, agité, lui administrer deux à trois lavements par jour, et composés d'une décoction de racine de guimauve et de tête de pavot, un quart de tête de pavot pour lavement, ou bien quatre à cinq gouttes de laudanum de Sydenham par chaque lavement, fait avec une décoction de son dans laquelle on délayera une cuillerée d'amidon.

Diarrhée simple.

On distingue différentes espèces de diarrhée. Je ne traiterai ici que la diarrhée simple et la diarrhée chronique ou dysenterie.

Souvent la diarrhée simple n'est qu'un des symptômes d'une maladie qu'il faut combattre. Tels sont le plus ordinairement les premiers symptômes de la gastro-entérite, de la maladie des chiens, des empoisonnements, de l'absorption de nourriture en trop grande quantité, de la péritonite, etc., etc.

Si la diarrhée n'offre pas de complications, elle cède ordinairement à un simple traitement hygiénique. Placer l'animal dans un endroit sec et bien aéré, le soumettre à un régime maigre et peu abondant, lui administrer quelques lavements de décoction de graine de lin, auxquels on ajoutera trois à quatre gouttes de laudanum de Sydenham par lavement, et dans lequel on aura délayé une cuillerée à soupe d'amidon; faire prendre, également, trois fois par jour, un gramme chaque fois de sous-nitrate de bismuth, délayé dans une cuillerée d'eau. Aussitôt la diarrhée arrêtée, faire prendre, tous les deux jours, deux ou trois pilules purgatives le matin à jeun, et cela deux ou trois fois.

Dysenterie.

La dysenterie est une maladie épidémique et contagieuse, caractérisée par des évacuations fréquentes, des selles petites, toujours glaireuses et souvent sanguinolentes, ce qui a fait distinguer cette maladie en dysenterie blanche et dysenterie rouge; le rectum est enflammé et douloureux. Cette maladie, qui est extrêmement meurtrière, se présente sous trois formes : forme commune, forme bénigne et forme maligne.

Forme commune. Cette forme est souvent précédée de courbature et de diarrhée; elle débute par un frisson suivi de mouvement fébrile et accompagné ordinairement de vomissements; les selles prennent bientôt un caractère spécial; la chaleur fébrile diminue à mesure que la maladie s'aggrave; des coliques précèdent et accompagnent les selles qui deviennent très fréquentes; le ténesme est continuel; les selles, très petites, sont toujours glaireuses, habituellement sanguinolentes et contenant quelquefois du sang pur mêlé de matières fécales durcies, d'autres fois de fausses membranes, quelquefois formées de glaires teintes en vert par de la bile. Ces symptômes augmentent pendant six à huit jours; les selles deviennent incessantes, l'anus plus ou moins ouvert, la muqueuse purulente, rouge, ulcérée, l'amaigrissement rapide; la tendance au refroidissement a remplacé la chaleur fébrile; le pouls est fréquent et petit, le nez sec. Ensuite le malade commence à digérer un peu de bouillon; la maladie dure ordinairement de dix à quinze jours, et peut se terminer par la guérison ou par la mort; d'autres fois elle passe à l'état chronique.

Terminaison par la mort. L'amaigrissement devient squelettique, l'anus béant, le sphincter paralysé, les évacuations involontaires exhalent une odeur putride; le pouls, d'abord intermittent, disparaît tout à fait; les évacuations se suppriment, les malades succombent à la suite de convulsions ou meurent tranquillement, totalement épuisés.

Terminaison par la guérison. Les selles s'éloignent, deviennent stercorales; la chaleur reparaît, la fréquence du pouls diminue, l'appétit reparaît, le sommeil revient, et les malades entrent en convalescence, toujours longue, difficile, et souvent interrompue par des diarrhées et par de véritables rechutes.

Passage à l'état chronique. Après douze ou quinze jours,

le mouvement fébrile cesse, les selles deviennent moins fréquentes, elles sont lientériques et puriformes; l'amaigrissement, la perte des forces, les frissons persistent. Cet état se prolonge pendant des mois et se termine presque toujours par la mort.

Il arrive très souvent que le dysenterie se complique de péritonite, d'abcès du foie, etc.

Forme bénigne. Elle est habituellement sans fièvre ou accompagnée d'un accès fébrile très court, les selles caractéristiques sont plus ou moins abondantes, l'appétit revient promptement, les forces sont conservées, l'amaigrissement insignifiant, et la maladie se termine par la guérison, du quatrième au septième jour.

Forme maligne. Extrêmement meurtrière; elle varie d'aspect avec les épidémies; cependant l'algidité est toujours le caractère dominant. Les symptômes graves apparaissent dès le début, la mort peut survenir dès le troisième jour; mais le plus souvent, vers le septième ou huitième jour, les malades présentent au plus haut degré l'état grave de la forme commune; les évacuations ont une odeur gangréneuse et ne s'accompagnent ni de coliques ni de douleurs anales, le pouls disparaît rapidement, les convulsions surviennent et le malade meurt par asphyxie.

La cause occasionnelle de la dysenterie est le refroidissement, l'absorption d'eau froide après une longue course et par un temps chaud.

Traitement. Tenant compte des différents symptômes désignés ci-dessus, les malades doivent être tenus à une température égale et modérée; il faut les soumettre à une alimentation lactée ou mucilagineuse et végétale, s'abstenir de leur donner de la viande; pour boisson, une décoction de racine de grande consoude, trente grammes pour un litre de décoction dans laquelle on fera dissoudre quatre cuillerées à soupe de gomme arabique, trois fois le jour administrer un lavement de décoction de graine de lin dans chacun desquels on délayera une cuillerée à soupe d'amidon, et auquel on ajoutera trois à quatre gouttes de laudanum de Sydenham; faire en même temps des frictions sur le ventre avec de l'huile de camomille camphrée, ou avec du baume tranquille; appliquer même quelques cataplasmes de farine de graine de lin, arrosés avec dix à douze gouttes de laudanum.

Afin d'éviter que la dysenterie ne se communique aux autres chiens, on devra séquestrer le malade, et si cette maladie se déclare dans un chenil occupé par plusieurs animaux, on devra, une fois la maladie passée, désinfecter les locaux qui auront été habités par les chiens ayant eu la dysenterie, — avec de l'eau phéniquée :

Acide phénique........	15 grammes,
Eau..................	1 litre,

ou bien avec du chlorure de chaux, et faire badigeonner ou repeindre les murs et les niches. On ne peut apporter trop de soins à la désinfection des locaux.

Il sera bon, quelque temps après la guérison, d'administrer au chien, une fois la semaine, trois à quatre pilules purgatives. Quand, à la suite de la dysenterie, il existe de la stomatite, gargariser la gueule de l'animal avec une décoction de racine de guimauve, à laquelle on aura ajouté, par verre de décoction, trois à quatre gouttes d'acide phénique.

Chute du rectum.

Après la dysenterie, il arrive quelquefois une chute du rectum, lequel à chaque évacuation sort de l'anus; cet état est très grave et très difficile à guérir.

Après avoir enduit le rectum d'un peu d'huile, essayer de le repousser et le faire rentrer, appliquer un bandage compressif, après avoir au préalable fait des lotions avec de l'eau blanche, renouveler les lotions deux à trois fois le jour.

Entretenir la propreté de l'anus en ayant soin de le laver avec de l'eau froide après chaque déjection. Si, malgré ce moyen, on ne parvenait pas à obtenir de résultat, il faudrait alors avoir recours à l'opération suivante, laquelle m'a été indiquée par le docteur Lemarchand, de Tréport.

Lorsque l'intestin est dehors, faites rougir à blanc un grand clou à crochet par la tête, après l'avoir au préalable emmanché dans du bois, afin de ne pas se brûler les doigts, puis appliquez-le deux fois (pendant une seconde chaque fois) sur la moitié du bout intestinal sorti, faites une cautérisation au milieu de la longueur, une dessus, la seconde dessous, sans désemparer, et si l'intestin ne rentre pas immédiatement, aidez-le en le frottant avec un peu d'huile.

Chaque cautérisation ne réclamant qu'une seconde, il faut appuyer franchement le fer rouge sur l'intestin. Cette opération est sans danger et occasionne peu de douleur;

pendant quelques jours nourrir le chien modérément, et s'il faisait des efforts pour rendre ses excréments, lui faire prendre des lavements d'eau de guimauve et lui donner tous les deux jours, le matin à jeun, 2 pilules purgatives.

Ictère, jaunisse, maladie du foie.

L'ictère est caractérisé par la coloration jaune de la peau et la présence de la matière colorante de la bile dans les urines. Ces symptômes sont dus au passage des éléments de la bile dans le sang. L'ictère est un symptôme commun à l'occlusion des voies biliaires, aux abcès et aux tumeurs du foie ; mais, très fréquemment, il constitue une maladie essentielle.

Cette maladie, fréquente chez les chiens adultes, est rare chez les jeunes. Jusqu'à présent cette affection était presque toujours mortelle ; par l'emploi des pilules contre la jaunisse, je suis parvenu à guérir un grand nombre d'animaux.

Autrefois on obtenait une guérison sur dix cas, et aujourd'hui c'est le contraire qui a lieu. Les causes qui produisent le plus ordinairement cette maladie proviennent, soit d'un refroidissement brusque, d'une grande frayeur, d'une violente colère, de fatigues excessives, soit de l'absorption d'eau froide, en ayant chaud. Les chiens de chasse, ceux de berger et ceux destinés à un travail pénible sont plus sujets que tous les autres aux atteintes de cette maladie.

Lorsque la jaunisse est occasionnée par la présence de squirres, d'abcès ou de ramollissements du foie, elle est toujours mortelle. Les symptômes les plus ordinaires consistent en un coma, un accablement profond, une tension douloureuse au ventre, des vomissements, quelquefois des hémorragies; bientôt une teinte jaune envahit les yeux, les gencives, le palais et même la peau; il arrive aussi, chez les chiens à poils blancs, que ces poils ont une nuance jaune. Au début, les excréments sont durs, de couleur foncée, presque noire, ensuite ils deviennent liquides et jaunâtres; les urines sont foncées, couleur café noir, et laissent sur l'endroit où elles ont été répandues une nuance jaune citron.

Dans les climats chauds, les chiens sont très sujets à la jaunisse. Ayant été consulté, à plusieurs reprises, par des chasseurs habitant l'Égypte, lesquels avaient déjà perdu beaucoup de chiens à la suite de cette maladie, je leur ai indiqué le traitement ci-après, et j'ai appris qu'ils avaient obtenu des résultats très satisfaisants, qu'ils en avaient guéri un grand nombre, tandis qu'auparavant cette maladie les emportait presque tous.

Pour combattre la jaunisse, le traitement doit être actif et prompt. Aussitôt que l'on reconnaît chez les chiens les symptômes désignés ci-dessus, il faut faire prendre d'abord, dès le début de la maladie, deux pilules contre la jaunisse, ensuite une toutes les trois heures, et cela pendant vingt-quatre heures. Quand l'on s'aperçoit que l'urine est moins foncée, le chien moins triste, on ne donne plus que trois pilules par jour : une le matin, une à midi et une le soir. Donner pour boisson du bouillon de carottes; si le chien le refuse, mettre près de lui de l'eau pure, dans laquelle on aura délayé une cuillerée de miel, ou même une décoction de chiendent. Administrer, pendant la durée du traitement, deux ou trois lavements par jour de décoction de graine de lin, dans laquelle on ajoutera une cuillerée d'huile d'olives par chaque lavement. Promener l'animal, de temps en temps, pour l'exciter à uriner, le tenir dans un endroit chaud, le couvrir même avec une étoffe de laine. Au bout de deux à quatre jours, il entre en convalescence, ce que l'on reconnaît à la couleur des urines, lesquelles sont bien moins foncées, et à ce que l'appétit revient.

Nourrir alors le malade avec de la soupe grasse, lui donner même de la viande cuite et hachée; éviter, surtout, de l'exposer au froid et à l'humidité. Si l'on s'aperçoit que le chien ait de la difficulté à aller à la selle, lui faire prendre, pendant quelques jours, le matin à jeun, de deux à quatre pilules purgatives.

Gastro-entérite, inflammation de l'estomac et des intestins.

Les chiens, par suite de la nourriture à laquelle ils sont soumis, sont très sujets à être affectés de gastro-entérite. Cette maladie est produite, chez les chiens, par suite de refroidissement; de soupe mal préparée, et surtout avec du pain moisi ou qui aurait subi un commencement de fermentation par son séjour à l'humidité; de l'absorption de viande en putréfaction; de boisson d'eaux stagnantes et bourbeuses contenant des débris d'animaux ou de végétaux en décomposition; de l'ingestion de substances non nutritives et indigestes, telles que le chiendent, la paille et autres que des goûts dépravés, avant-coureurs de l'inflammation des voies digestives, font déjà rechercher; enfin, de l'abus de médicaments diurétiques, vomitifs et de tous les purgatifs violents préconisés contre la maladie des chiens, maladie qui passe pour leur être particulière.

Ces substances, étrangères à l'alimentation par leur séjour dans l'estomac, y occasionnent une pression, laquelle détermine l'irritation et l'inflammation. Le chien perd d'abord l'appétit, sa peau devient chaude, le pouls est plein et fréquent; l'animal a l'air inquiet et paraît irrité de tout ce qui l'environne, les conjonctives sont rouges et infiltrées, quelquefois la pupille est dilatée, la bouche est sèche et chaude; il y a des vomissements, de la constipation à laquelle succède la diarrhée, le ventre est douloureux à la pression.

Lorsque l'estomac est enflammé, il arrive souvent que l'animal se couche sur le ventre, ayant soin d'écarter la paille pour le faire porter sur le sol; la soif est ardente.

Dans l'inflammation des intestins, les symptômes sont à peu près identiques; seulement, dans ce dernier cas, les vomissements sont bien moins violents. La pression dénote une douleur plus grande vers le milieu et l'extrémité du ventre.

La marche de ces deux affections est rapide, et, si l'on ne porte pas secours au malade, au bout de trois à quatre jours, il est perdu. Cette maladie fait périr un grand nombre de chiens que l'on néglige de traiter convenablement.

Les moyens les plus propres à combattre cette affection consistent : en une saignée de la jugulaire, surtout lorsque la région épigastrique est douloureuse à la pression, et lorsque l'auscultation ou d'autres investigations font découvrir une pneumonie, même légère. On doit proportionner la saignée à l'espèce et à la force de l'animal; soumettre l'animal à la diète, lui faire prendre des boissons adoucissantes, telles que de la décoction de graine de lin ou de racine de guimauve, de deux en deux heures une cuillerée de la potion calmante suivante :

Eau de laitue...........	125	grammes,
Sirop diacode..........	30	—
Gomme pulvérisée.......	4	—

quelques lavements d'eau de son dans lesquels on aura délayé une cuillerée d'amidon et ajouté quatre ou cinq gouttes de laudanum de Sydenham par chaque lavement. Si les douleurs persistaient, ce que l'on reconnaîtra à ce que l'animal sera agité, ne pourra rester en place, on appliquera sur le ventre des cataplasmes de farine de graine de lin. Si, malgré cette médication, on n'obtenait pas un mieux sensible, faire des frictions sur la région épigastrique avec le liniment suivant :

Alcool camphré..........	100	grammes,
Alcali volatil............	aa 5	—
Laudanum de Sydenham.		
Chloroforme............		

toutes les quatre à cinq heures. On emploie aussi avec succès le bain d'eau tiède, prolongé pendant une demi-heure, deux à trois fois le jour; mais il est souvent difficile d'y faire entrer et d'y maintenir le chien malade. Si on employait ce dernier moyen, il faudrait avoir soin, au sortir du bain, de bien essuyer le chien avec du linge chaud, et de l'envelopper dans une étoffe de laine.

Après quelques jours de traitement, et si la maladie doit se terminer favorablement, une légère amélioration s'annonce; l'urine, de rare, épaisse et rouge qu'elle était d'abord, commence à couler moins colorée et moins épaisse; les excréments sont moins durs qu'en premier lieu, la membrane buccale et conjonctive revient à l'état normal, la dilatation de la pupille cesse? On peut alors se relâcher de la sévérité du régime, permettre des aliments légers : des panades, du laitage.

Après la cessation des accidents ci-dessus, et alors que l'animal est bien mieux, lui faire prendre tous les matins à jeun, pendant quatre à cinq jours de suite, deux pilules contre la jaunisse.

Convulsions.

Les chiens, dans le jeune âge surtout, sont très exposés aux convulsions, lesquelles sont dues à plusieurs causes. Elles viennent souvent compliquer la maladie des chiens quand elles ne sont pas dues à aucune cause étrangère; mais, quand elles forment une affection spéciale, elles sont facilement guérissables. A l'époque de la seconde dentition, il apparaît souvent des convulsions, puis une congestion cérébrale.

La constipation produite chez les chiens exclusivement nourris de viande, de matières sucrées et d'aliments épicés, occasionne des convulsions.

A la suite de la bronchite capillaire, ou lorsque la dysenterie a amené le marasme, les convulsions ont un caractère très grave. Si, au contraire, elles ne sont que le résultat de fatigues, de refroidissement, ou dues à l'effet seul de la dentition, elles ne sont que passagères et se guérissent facilement. L'animal, subitement atteint de convulsions, s'arrête; il s'écoule de la gueule une salivation abondante, le malade tremble sur ses membres, ses mâchoires s'agitent, ses yeux deviennent hagards, puis il tombe comme foudroyé, pousse des cris plaintifs, et son état ressemble à un accès de rage. Quelquefois les attaques sont de courte durée, se renouvellent à de courts intervalles; après plusieurs attaques, l'animal reste comme paralysé, incline la tête en marchant, tourne sur lui-même et tombe presque toujours du même côté. Au moment des accès, administrer, toutes les heures, une cuillerée à soupe de la potion suivante :

Eau de laitue.............	125	grammes,
Sirop d'éther.............	30	—
Laudanum de Sydenham...	15	gouttes.

Si on ne peut se procurer la potion ci-dessus, la remplacer en ajoutant dans un demi-verre d'eau sucrée une cuillerée d'eau de fleurs d'oranger et quinze gouttes de laudanum de Sydenham. Potion à prendre une cuillerée toutes les demi-heures.

Lorsque les convulsions auront disparu, afin d'éviter leur réapparition, administrer de temps en temps de deux à quatre pilules purgatives. Si l'on s'aperçoit que l'animal a des vers, alterner les vermifuges avec les pilules purgatives.

Affections vermineuses.

Tous les chiens, principalement les jeunes, sont sujets aux vers de différentes espèces : les uns dans l'intestin grêle, d'autres dans le cæcum, l'estomac, le duodénum, en pelotes dans la muqueuse stomacale, le ténia ou ver solitaire dans l'intestin grêle, quelquefois de petits vers blancs à la partie postérieure du rectum.

Les vers intestinaux, lorsqu'ils se trouvent en petite quantité, n'occasionnent pas d'accidents graves ; cependant il est bon d'en débarrasser les animaux, car, lorsqu'ils se trouvent en quantité notable dans l'estomac ou les intestins, ils peuvent occasionner des douleurs, des spasmes, des coliques, amener l'amaigrissement, le dépérissement, et quelquefois l'épilepsie.

Le meilleur moyen de constater la présence des vers est d'en apercevoir dans les déjections, ce qui permet d'en distinguer la nature. Cependant, quand on voit les chiens tourmentés se rouler souvent, se frotter le nez, changer de place, éprouver des soubresauts au moment du repos, des coliques, etc., on peut supposer la présence des vers. Plusieurs auteurs ont démontré, en même temps que la génération spontanée des entozoaires chez les carnivores, leur transformation en ténia dans le canal digestif des chiens. Il suffit, pour les débarrasser des différentes espèces de vers dont ils sont atteints, de les soumettre pendant quelques jours à un régime lacté, de leur faire prendre pendant cinq à six jours de suite, le matin, de deux à quatre pilules vermifuges. Ces pilules ont l'avantage de détruire toute espèce de vers, même le ténia.

Quant aux ascarides, comme ces derniers se trouvent à l'extrémité du rectum, quelques lavements de lait coupé avec une décoction d'ail suffisent pour les détruire. Il est bon, après avoir fait prendre aux chiens des pilules vermifuges, de leur administrer de temps en temps quelques pilules purgatives, et en même temps de les mettre à une nourriture substantielle.

Coliques ou tranchées.

On comprend ordinairement sous le nom de coliques ou tranchées toute douleur vive qui a son siège dans l'abdomen, et qui se manifeste par les mouvements désordonnés de l'animal qui en est atteint.

Les coliques se déclarent dans différentes maladies, dont elles sont les symptômes. C'est ainsi que l'on reconnaît des coliques bilieuses, venteuses, hépatiques, néphrétiques, utérines, vermineuses, calculeuses.

Les chiens atteints de coliques sont beaucoup agités, changent souvent de place, regardent leur ventre, se couchent avec précaution, restent peu de temps couchés sur le même côté, en faisant entendre une sorte de gémissement prolongé, poussent des cris plaintifs. Les douleurs abdominales ne sont pas toujours continues, le malade éprouve des moments de calme. Le regard est triste, la température du corps varie; le pouls, cependant, ainsi que la respiration, ne dénotent aucun changement; l'appétit est supprimé, la soif se fait peu sentir; les urines et les excréments sont peu abondants, et quelquefois nuls. L'état général a une certaine analogie avec la péritonite et la gastro-entérite ; mais il s'en distingue en ce que dans les coliques proprement dites, le malade n'éprouve pas de fièvre, la salivation n'est pas diminuée, les muqueuses sont d'un rouge pâle, la température du corps est peu élevée.

Selon les causes qui occasionnent les coliques, les symptômes sont différents.

Ainsi, lorsqu'il existe des spasmes dans les viscères abdominaux, principalement dans le tube digestif, des calculs ou des corps étrangers dans les intestins, il vient de la constipation, laquelle engendre la ballonnement du ventre, le développement du gaz. L'affection spasmodique est ordinairement le résultat du refroidissement, surtout si l'animal a été exposé à la pluie, ou à un séjour plus ou moins long dans l'eau. Les coliques peuvent également survenir à la suite d'indigestion, l'animal ayant absorbé des aliments de difficile digestion ou pris en trop grande quantité, lorsqu'il existe dans les intestins des calculs. On appelle calculs des concrétions de consistance pierreuse, qui se développent dans les intestins. Ils sont ordinairement durs, arrondis ; ils se forment de couches superposées.

Les causes qui donnent lieu à la formation de ces corps, sont inconnues. Cependant, chez les chiens, on croit pouvoir attribuer la formation de ces concrétions aux aliments et surtout à l'absorption de beaucoup d'os, lesquels, se combinant avec le mucus intestinal, donnent lieu à des concrétions terreuses.

Ordinairement, les calculs ont un noyau d'une autre matière que les calculs eux-mêmes. Ainsi, fréquemment, en désagrégeant un calcul, on a trouvé comme noyau des poils, de la laine ou toute autre matière étrangère.

La grosseur des calculs est variable. Ils commencent toujours par être petits, mais ils prennent de l'accroissement par suite des couches qui s'appliquent sur le noyau existant, et augmentent leur volume, lequel, par sa dimension, obstrue en partie le gros intestin et empêche la progression de la masse alimentaire, ainsi que par sa pesanteur, qui comprime les parois du tube intestinal.

On peut reconnaître la preuve des calculs lorsqu'ils ont acquis un certain volume, en exerçant une pression sur le ventre : on rencontre alors par le toucher des corps durs comme de la pierre. Les chiens, lorsque l'on appuie sur l'endroit où se trouvent les calculs, éprouvent de la douleur. La présence des calculs dans les intestins occasionne toujours des coliques.

Les coliques occasionnées par indigestion sont le résultat d'absorption d'aliments en trop grande quantité, ou d'aliments de mauvaise nature, tels que : os, cornes, viandes en putréfaction, etc.....

Les coliques, occasionnées par la présence des vers, attaquent presque tous les chiens, non seulement les jeunes, mais encore les vieux. La présence des vers dans les intestins n'occasionne pas habituellement d'accidents, lorsqu'ils sont en petite quantité; mais il arrive quelquefois que, se trouvant en grand nombre, ils absorbent les sucs nutritifs, produisent un amaigrissement notable, ou encore que, s'attachant à la muqueuse intestinale, ils produisent de l'irritation, des douleurs et ensuite des coliques.

Pour être certain que les coliques sont dues à la présence des vers, il faut qu'il y en ait eu d'évacués, car les autres symptômes, tels que la dilatation de la pupille, le frottement du nez contre le sol, n'offrent pas de diagnostic certain.

Quant aux coliques occasionnées par la constipation, elles se reconnaissent lorsqu'elles sont persistantes, que le ventre est dur, ballonné, douloureux, que l'animal fait, à plusieurs reprises, des efforts inutiles pour aller à la selle.

L'accumulation des gaz est le résultat du trouble du canal intestinal, et se reconnaît principalement au ballonnement du ventre et à la tension de l'abdomen.

Les coliques, lorsqu'elles ne sont l'effet que de quelques perturbations occasionnées, ainsi qu'il a été dit ci-dessus, par indigestion, refroidissement ou autres causes accidentelles, ne sont ordinairement que passagères et cèdent habituellement à un traitement rationnel. Si, au contraire, elles sont symptomatiques d'autres maladies, ce sont ces maladies que l'on doit traiter en tout état de cause. La médication indiquée ci-après ne peut que faciliter l'emploi d'autres moyens dans le cas où l'on reconnaîtra la présence des maladies occasionnant des coliques. On devra, avant toute chose, se préoccuper des causes qui ont occasionné les coliques. Dans la colique spasmodique, on obtiendra un soulagement en faisant prendre au malade toutes les demi-heures, ensuite toutes les heures, de la potion antispasmodique suivante :

Eau de laitue.............	90 grammes,
Sirop d'éther.............	30 —
Laudanum de Sydenham..	15 gouttes.

En même temps que l'on fera prendre cette potion, administrer quelques lavements composés d'une décoction de son, à laquelle on aura ajouté une cuillerée à soupe d'huiles d'amandes douces; on pourra aussi frictionner le ventre avec de l'eau-de-vie camphrée ou de l'eau de mélisse des Carmes, tenir l'animal chaudement enveloppé dans une étoffe de laine.

Quand il existe des calculs intestinaux, il faut commencer par enlever l'irritation de la muqueuse au moyen de la potion antispasmodique, et en même temps administrer des lavements de décoction de racine de guimauve et de tête de pavot; pour boisson une décoction de chiendent miellée, dans laquelle on aura fait dissoudre 4 grammes de bicarbonate de soude par litre de tisane; faire prendre chaque matin, pendant plusieurs jours, de deux à quatre pilules purgatives.

Si les coliques sont dues à la présence des vers, faire prendre également la potion antispasmodique et remplacer les pilules purgatives par les pilules vermifuges dont on donnera une toutes les deux heures. On pourra aussi remplacer les lavements désignés ci-dessus par un lait coupé dans lequel on aura fait dissoudre, par chaque lavement, deux pilules vermifuges, en y ajoutant une cuillerée d'huile; faire, comme pour les autres genres de coliques, des frictions sur le ventre avec l'eau-de-vie camphrée ou l'eau de mélisse des Carmes, et tenir le malade dans un endroit sec et aéré. Une fois les coliques disparues, et pendant trois ou quatre jours, continuer le traitement et faire prendre chaque matin deux à quatre pilules vermifuges.

Constipation.

Cette affection est souvent l'effet d'inflammations intestinales. Souvent aussi elle est due, chez les chiens, à la nourriture à laquelle ils sont soumis, surtout lorsqu'ils mangent beaucoup d'os ou des aliments farineux et peu digestifs.

La constipation est souvent le résultat de l'obstruction de l'extrémité postérieure du canal intestinal par l'accumulation d'excréments composés de morceaux d'os mal digérés, et en même temps par un manque de sécrétion et une paresse du tube intestinal; quelquefois aussi la constipation survient après l'emploi de médicaments irritants, diurétiques ou drastiques.

On remédie à cet état en administrant des lavements dans lesquels on fera dissoudre 15 grammes de sel de Glauber et auquel on ajoutera une cuillerée d'huile d'olives. Administrer un de ces lavements toutes les deux ou trois heures. En même temps on fera prendre, de deux en deux heures, de une à trois pilules purgatives, jusqu'à ce que l'on ait obtenu une ou plusieurs évacuations. Si, malgré ce mode de traitement, on n'obtenait pas d'évacuations, il faudrait alors, à l'aide d'une curette, ou du manche d'une petite cuiller à café, enlever la partie la plus avancée des excréments durcis qui se trouvent dans le rectum, en ayant soin de renouveler souvent les lavements, mais alors avec une décoction de graine de lin seule. Quelquefois la constipation est cause que le ventre se ballonne, qu'il y a formation de gaz retenus dans le tube intestinal. Ce cas étant assez grave, il faut y remédier immédiatement, administrer alors les lavements avec une infusion de tilleul à laquelle on ajoutera une petite pincée de sel gris, frictionner le ventre avec le liniment ammoniacal camphré :

Alcool camphré	100 grammes,
Alcali volatil	5 grammes de chaque.
Laudanum de Sydenham	
Chloroforme	

Donner à l'intérieur une infusion de fleurs de camomille miellée, et dans laquelle on ajoutera par chaque tasse quatre à cinq gouttes d'éther sulfurique; toutes les heures, et dans l'intervalle, faire prendre quelques cuillerées d'eau sucrée, dans lesquelles on aura délayé plein une cuillerée à café de magnésie anglaise calcinée.

Quand tous les accidents auront disparu, et afin d'éviter qu'ils ne se renouvellent, faire prendre pendant quelques jours, le matin à jeun, de une à trois pilules purgatives.

Pleurésie.

Inflammation de la plèvre et des parois de la poitrine.

La pleurésie est une maladie caractérisée par l'inflammation de la plèvre, c'est-à-dire de la membrane séreuse qui tapisse la cavité de la poitrine et se replie sur les poumons.

L'inflammation de la plèvre est souvent symptomatique. On l'observe constamment, mais à un degré très faible, dans la pneumonie. La diathèse purulente s'accompagne très fréquemment d'un épanchement purulent dans l'une et quelquefois dans les deux plèvres. Le rhumatisme articulaire aigu a aussi ses pleurésies. La pleurésie se déclare aussi à la suite de la maladie des chiens. La phtisie s'accompagne fréquemment d'épanchement pleurétique.

L'inflammation de la plèvre se développe même par la propagation des maladies des organes voisins; péritoine, abcès du foie, etc.

Cette maladie peut être attribuée à plusieurs causes, dont les principales sont des refroidissements. Cette affection peut aussi être le résultat de causes mécaniques, de contusions, de plaies pénétrantes, de fractures des côtes.

Dès le début de la maladie, l'animal perd sa gaieté; on remarque un abattement général du sujet, des frissons généraux accompagnés quelquefois de coliques, un trouble de la respiration, qui devient de plus en plus pénible, des accès de fièvre; le pouls est petit, sec, accéléré; la toux survient et augmente la douleur; par l'auscultation on entend un bruit de fluctuation, la respiration devient de plus en plus pénible. L'animal ne se couche pas ou se couche rarement, il reste presque constamment assis; il témoigne une grande sensibilité sur toute la surface des côtes. Si l'affection doit avoir une issue favorable, la fièvre tombe vers le huitième jour, avec ou sans phénomène critique, l'appétit s'éveille et l'animal entre en convalescence. Dans le cas contraire, si par la médication suivante on ne peut arrêter le progrès de la maladie, l'animal meurt par congestion ou par asphyxie.

Aussitôt que le chien éprouve les symptômes ci-dessus, tenant compte des causes qui ont déterminé ces accidents, il faut, si l'animal est robuste, lui pratiquer une saignée de la jugulaire, lui retirer de 100 à 150 grammes de sang; appliquer sur le côté douloureux, ou même sur les deux côtés de la poitrine, une légère couche d'onguent vésicatoire vétérinaire, administrer toutes les deux heures une cuillerée à soupe de la potion suivante :

Eau sucrée...............	125 grammes,
Tartre stibié ou émétique...	4 décigrammes.

Après l'administration de la potion, faire prendre, toutes les trois ou quatre heures, une pilule purgative. Donner pour boisson de la décoction de chiendent miellée et nitrée : un gramme de sel de nitre pour un litre de tisane. Tenir l'animal dans un endroit sec et modérément chaud, donner une nourriture modérée composée d'aliments maigres ou du lait.

Étisie.

Il arrive quelquefois que les chiens, sans cause apparente, sont sujets à un amaigrissement considérable, que leurs forces diminuent sensiblement, qu'ils ont de la peine à se tenir debout, qu'ils restent constamment couchés, que, par suite, il survient dans plusieurs endroits de leur corps des plaies par décubitus, principalement aux parties saillantes en contact avec le sol.

Les membranes muqueuses sont pâles, les yeux laissent suinter une mucosité gluante, le pouls est faible. Il survient des battements de cœur désordonnés, douloureux, des deux côtés de la poitrine, lorsque cette maladie arrive à la suite d'une affection de la poitrine. La respiration est pénible et précipitée.

Cette affection arrive quelquefois à la suite d'une longue maladie, quelquefois sans causes sensibles : l'animal a bon appétit, la digestion se fait bien. Quand, au contraire, l'appétit est diminué, qu'il y a diarrhée, il faut soumettre le malade à un régime tonique, substantiel, lui donner de la soupe grasse dans laquelle on mettra de la viande hachée, soit cuite soit même crue. Si l'étisie était produite par la présence des vers, soit dans l'estomac, soit dans les intestins, on devrait alors faire prendre au malade pendant cinq à six jours, le matin à jeun, de deux à quatre pilules vermifuges, le tenir dans un endroit sec et éviter qu'il soit exposé au froid. Si l'état de maigreur se prolongeait, il pourrait amener une hydropisie abdominale, même générale, se terminant par la mort.

Obésité.

L'obésité chez les chiens, tant qu'elle ne dépasse pas une certaine limite, ne peut amener d'accidents graves. Elle ne peut tout au plus que rendre l'animal lourd, paresseux et impropre à tout service. Cet état est habituellement le résultat d'une nourriture trop substantielle, du manque d'exercice, et de claustration de l'animal dans les appartements. Cependant, arrivée à un certain degré, l'obésité peut avoir des suites fâcheuses, telles que l'asthme, le catarrhe pulmonaire, la chute des poils, lesquels, en tombant, laissent après leur chute des places dénudées qui peuvent dégénérer en dartres et amener le rouvieux.

Les moyens à employer contre cette affection consistent : à diminuer la quantité de nourriture, soumettre l'animal à un régime maigre ou lacté, lui faire de la soupe avec de l'eau de carottes, y mettre peu de sel et peu de graisse, lui faire prendre le plus d'exercice possible, lui faciliter l'accouplement, quoique, arrivé à cet état, il ne soit pas très porté ni apte à remplir ces fonctions; administrer tous les deux jours de deux à quatre pilules purgatives. En continuant cette médication pendant quelque temps, on peut espérer conserver l'animal dans un état supportable. Si, au contraire, on continuait à donner au chien une nourriture substantielle, et qu'on le laissât continuellement au repos, il serait à craindre qu'il ne pérît presque subitement à la suite de paralysie pulmonaire, ou même à la suite de congestion cérébrale.

Hydropisie abdominale.

Les chiens sont plus souvent atteints de cette affection que les autres animaux domestiques. Cette hydropisie est quelquefois la suite d'une inflammation du péritoine ou bien du foie, des reins, de la rate, de l'intestin, et une des conséquences de l'étisie. Elle apparaît aussi quelquefois sous l'influence du froid humide, de boissons froides.

L'hydropisie abdominale aiguë est toujours précédée de fièvre et de douleurs, avec ballonnement du ventre, lequel augmente d'une manière visible : la fluctuation qu'y fait percevoir le liquide, lorsque, en appuyant avec la paume de la main sur un des côtés du ventre, on percute ou l'on fait percuter l'autre côté par une autre personne, la difficulté de la respiration occasionnée par le refoulement du diaphragme en avant, et les organes de la respiration. la soif vive, les urines rares et la maigreur de l'animal, sont les principaux signes qui font reconnaître cette maladie.

Dans l'hydropisie abdominale chronique, le gonflement du ventre arrive insensiblement, et ordinairement il est un peu ou point douloureux, mais toujours tendu; et, par la pression d'un côté, en posant la main du côté opposé, on sent un déplacement de liquide. Les animaux sont ordinairement maigres, les muqueuses pâles; quelquefois, à travers les parois abdominales, on sent une hydropisie du mésentère, ou même du foie. Dans l'hydropisie aiguë, le liquide contenu dans la cavité abdominale est plus rougeâtre et trouble; au contraire, dans l'hydropisie chronique, le liquide est blanc clair et presque transparent.

L'hydropisie abdominale aiguë survient à la suite d'inflammation; l'hydropisie chronique, au contraire, est la suite de mauvaise nourriture, de grandes fatigues, de refroidissements, et quelquefois la suite de purgations drastiques et irritantes. Cette maladie est très rebelle, elle peut durer des mois entiers et se terminer par la mort.

Les soins à donner consistent :

A soumettre le malade à une nourriture substantielle, éviter les refroidissements; lui administrer chaque matin de deux à quatre pilules recommandées contre la jaunisse; le soir, deux pilules purgatives, pendant trois ou quatre jours. Ensuite suspendre un jour ou deux, et recommencer aux mêmes doses jusqu'à amélioration notable. Faire boire de la décoction de chiendent miellée, à laquelle on ajoutera quatre grammes de sel de nitre par chaque litre de tisane. Si les pulsations du cœur sont tumultueuses, on fera prendre le matin et le soir cinq centigrammes chaque fois de poudre de digitale mêlée avec un peu de miel. Administrer des lavements rendus laxatifs par l'addition dans l'eau de trois à quatre cuillerées de gros miel, d'huile d'olives, ou même d'une forte pincée de sel gris. On fera aussi sur les parois abdominales des frictions avec le liniment diurétique suivant :

Alcool camphré..............	100	grammes,
Baume de Fioraventi.........	50	—
Teinture alcoolique de scille...	10	—
Teinture alcoolique de digitale.	10	—

Mêlez.

Si, malgré ces moyens, l'hydropisie ne disparaissait pas, et qu'elle existât à un degré tellement avancé qu'elle gênât la respiration, et que le malade fût menacé de suffoquer, on devrait alors avoir recours à la ponction, laquelle donnera un soulagement immédiat. On pourra renouveler cette opération quand on s'apercevra qu'il existe de nouvelles accumulations de liquide. Ce n'est là qu'un moyen palliatif, mais il a l'avantage de soulager le malade et de permettre aux médicaments employés d'exercer leur action.

Hématurie ou pissement de sang.

Cette affection se rencontre quelquefois chez les chiens, mais assez rarement. Elle provient, ou de l'inflammation des reins, de la vessie, ou à la suite d'absorption de substances âcres, principalement de cantharides, quelquefois aussi après des efforts violents lors de l'accouplement, ainsi que dans les affections typhoïdes. Dans ce dernier cas, où le pissement de sang provient de sa décomposition, il existe des symptômes de fièvre putride ou de typhus, souvent aussi une jaunisse ou de la diarrhée. Lorsque l'hématurie provient de néphrites ou de concrétions pierreuses, on reconnaît facilement les symptômes de ces différentes maladies. Lorsque, au contraire, l'hématurie est due à l'absorption de substances âcres, il y a toujours irritation locale et générale; les chiens font souvent des efforts pour uriner, mais ils ne parviennent à évacuer que de petites quantités à la fois d'urine rougeâtre mêlée de sang, et ils s'arrêtent subitement avant d'avoir pu satisfaire complètement leur besoin d'uriner.

Quelquefois on peut confondre l'hématurie avec la jaunisse, surtout lorsque, dans le commencement de cette maladie, l'urine a une couleur tellement foncée que l'on dirait à première vue que l'animal pisse le sang.

L'hématurie provenant de la décomposition du sang est souvent la conséquence d'efforts excessifs tels que : les chasses à courre longtemps continuées, des refroidissements subits après plusieurs heures de course, des journées entières de chasse au marais, une mauvaise nourriture, une diarrhée prolongée. L'hématurie provenant de l'ingestion de substances âcres est la moins dangereuse, vu que l'irritation des reins et l'épanchement sanguin qui en est la suite cèdent ordinairement à un traitement approprié et aussi par les moyens employés contre les empoisonnements dus aux substances âcres. (Voir à l'article : *Empoisonnements.*)

Pour combattre et arrêter l'hématurie provenant de la décomposition du sang, il faut faire prendre à l'animal, matin et soir, pendant quatre jours, deux pilules contre cette maladie et composées ainsi :

Cachou en poudre............	5 grammes,
Benjoin en poudre...........	1 gramme
Myrrhe en poudre	de chaque,
Gomme arabique en poudre....	8 grammes,
Miel, quantité suffisante,	

pour faire une masse pilulaire que l'on divisera en pilules de 4 décigrammes chaque.

Lorsque les premiers accidents ont disparu, donner au chien une nourriture substantielle, lui faire prendre alors matin et soir deux pilules dites contre la jaunisse; tenir l'animal dans un endroit sec et bien aéré, et lui éviter toute fatigue. S'il était constipé, on pourrait lui faire prendre des lavements d'eau de son additionnée d'huile d'olive, une cuillerée par chaque lavement, et même quelques pilules purgatives à la dose de deux ou trois chaque matin, pendant trois à quatre jours.

Épilepsie, mal caduc.

L'épilepsie, mal caduc, est une maladie chronique et intermittente, caractérisée par des accès périodiques de mouvements convulsifs plus ou moins violents, généraux ou partiels, qui durent plus ou moins et sont accompagnés de la perte subite de la sensibilité, de la suspension ou de l'abolition de l'exercice des sens. Les accès sont d'autant plus prolongés et fréquents que la maladie est plus ancienne. Ils surviennent tout à coup, et l'animal qui en est atteint tombe comme s'il était frappé de la foudre. Les chiens sont plus sujets que les autres animaux aux atteintes de l'épilepsie. Cette maladie se déclare, soit à l'âge adulte, soit dans le jeune âge, à la suite de la maladie dite des chiens. Elle débute par des convulsions; le chien éprouve subitement un tremblement général, ne voit plus, n'entend plus, roidit ses membres ou les agite de différentes manières, mâchonne, bave, écume, pousse des plaintes, quelquefois des hurlements. Quand il reste debout, il recule quelquefois spontanément, et c'est principalement dans le cas où il est affecté de la maladie particulière à son espèce qu'on observe ce phénomène pendant les accès toujours plus graves que ceux qui déterminent la chute. L'accès dure plus ou moins longtemps. Pendant les accès, il leur échappe des urines et des excréments d'une odeur putride. Les accès se renouvellent quelquefois huit à dix fois par jour; quelquefois ils sont plus éloignés et ne reviennent qu'après plusieurs jours. Il n'est pas toujours facile d'apprécier les causes qui déterminent les attaques d'épilepsie. Elles peuvent survenir à l'époque de la dentition, à la suite de refroidissements brusques par l'absorption de matières indigestes, par la présence de vers dans l'estomac et les intestins, voire même dans les sinus frontaux, les émotions violentes occasionnées par la peur des châtiments. Il est présumable que cette maladie, qui se déclare chez les jeunes chiens à la suite de la maladie, peut être attribuée à l'inflammation de la muqueuse nasale.

Pour appliquer à l'épilepsie un traitement efficace, il faut rechercher et trouver autant que possible les causes qui l'ont produite.

1° Si on attribue l'épilepsie à l'effet de la dentition, que les gencives soient gonflées, rouges, tuméfiées, on devra, à l'aide d'un canif ou d'un bistouri, faire des incisions aux gencives, les faire bien saigner et laver ensuite la gueule de l'animal avec de l'eau vinaigrée, soumettre le chien à un régime maigre et lui administrer chaque matin de deux à trois pilules purgatives. Si l'on s'apercevait que le chien rendît des vers, remplacer les pilules purgatives par les pilules vermifuges, en alternant avec les premières, un jour les unes, un jour les autres.

Si avant les accès on avait remarqué que le chien se secouait, éternuait fortement, se passait les pattes sur le nez, on pourrait induire de ces symptômes qu'il existe des vers dans les sinus frontaux. On devrait alors, indépendamment des pilules purgatives, avoir recours aux injections réitérées plusieurs fois le jour et faites avec de l'eau phéniquée :

Acide phénique.........	10 grammes,
Alcool.................	15 —
Eau....................	1 litre.

2° Si, au contraire, les attaques épileptiques sont occasionnées par suite de peur, on devra soustraire l'animal à ses effets, tâcher de le calmer par des caresses et de bons traitements, lui donner des aliments maigres, de la soupe au lait, lui faire prendre, chaque matin, deux pilules purgatives. Si les accidents persistent, appliquer un séton à la nuque, lui faire boire, dans la journée, une infusion de racine de valériane édulcorée avec du miel, mettre 20 grammes de racine de valériane infuser dans un litre d'eau bouillante, faire ensuite, le long de la colonne vertébrale et sur les membres atteints, des frictions avec le liniment ammoniacal camphré :

Alcool camphré............	100 grammes,
Alcali volatil.............	5 grammes de chaque.
Laudanum de Sydenham..	
Chloroforme.............	

Très souvent, les chiens affectés de crampes épileptiques se trouvent, au bout de quelques jours, très fatigués. Dans ce cas on modifierait le régime; on donnerait alors de la soupe grasse, de la viande cuite ou même crue, afin de réparer les forces.

Éclampsie des chiennes qui nourrissent.

Assez souvent les chiennes qui nourrissent tombent dans un état de paralysie partielle : alors elles s'abattent sur le côté; elles éprouvent des mouvements tétaniques qui font croire à un empoisonnement; le pouls est petit, accéléré; l'animal ne paraît pas avoir perdu connaissance, cependant il refuse toute nourriture et boisson; les urines sont supprimées, les mamelles sont gorgées de lait, lequel ne paraît pas être altéré par l'effet de la maladie, puisque les petits continuent à en absorber sans paraître en souffrir. Dans cet état de choses, il faut apporter un prompt remède.

Il faut administrer à la chienne toutes les heures une cuillerée de la potion antispasmodique dont voici la formule :

Eau de tilleul....................	90 grammes,
Sirop d'éther....................	30 —
Laudanum du Sydenham........	15 gouttes.

Donner pour boisson de l'eau miellée dans laquelle on aura ajouté 2 grammes de sel de nitre par litre, administrer de une à trois pilules purgatives, et, si la constipation persiste, donner des lavements d'eau de son dans laquelle on aura ajouté une cuillerée d'huile d'olive. Si tous ces moyens sont insuffisants, on devra pratiquer une saignée proportionnée à la force de l'animal.

Les causes qui ordinairement amènent l'éclampsie peuvent être les suivantes : les refroidissements, la perte des petits, surtout lorsqu'ils viennent mort-nés, la stagnation du lait, les affections morales, le chagrin qu'éprouve la mère de la perte de sa progéniture, chagrin qui provient également de ce que souvent on lui retire ses petits pour les examiner. Aussi, aux moyens curatifs indiqués plus haut, serait-il bon de joindre les suivants : remplacer, si faire se peut, les petits morts, et faire teter la mère par d'autres pendant six semaines à deux mois, éviter de lui retirer ses petits. En réunissant tous ces procédés, on peut espérer la sauver, sinon elle meurt par suite d'apoplexie ou de paralysie.

Paralysie.

La paralysie est souvent le résultat de constipation prolongée, d'entérite, de rhumatismes. Elle est aussi la suite d'empoisonnements narcotiques, de blessures à la tête ou sur le trajet de la colonne vertébrale, de refroidissements brusques, l'animal ayant chaud, d'un séjour prolongé dans l'eau et après que l'animal a essuyé des fatigues exagérées.

Tantôt la paralysie est partielle, tantôt elle est générale. Dans le premier cas, il existe encore de la sensibilité aux endroits non atteints, tandis que dans la paralysie générale la sensibilité est nulle. Cette maladie est rarement susceptible de guérison radicale, surtout dans le cas de paralysie générale. Le traitement, dans l'un ou l'autre cas, consiste : à administrer à l'animal une pilule purgative toutes les deux heures, jusqu'à ce que l'on obtienne des évacuations alvines.

Quelquefois l'on est obligé de retirer, au moyen d'une curette ou du manche d'une cuiller à café, des excréments durcis dans le rectum.

On facilitera l'effet des pilules purgatives par des lavements dans lesquels on ajoutera une cuillerée d'huile d'olive ou une pincée de sel gris, ou mieux encore par un lavement purgatif composé de :

Séné.....................	15	grammes,
Sulfate de soude...........	30	—

infusés dans un litre d'eau bouillante; appliquer un séton au cou, faire des frictions sur les parties malades avec le liniment antiparalytique suivant :

Prenez

Alcool camphré...........	100	grammes,
Essence de térébenthine...	30	—
Alcali volatil.............	30	—
Teinture alcoolique de noix vomique...............	10	—

Mêlez.

Faire prendre des bains chauds, dans chacun desquels on fera dissoudre 125 grammes de sous-carbonate de soude (cristaux); y maintenir l'animal pendant un quart d'heure, faire prendre deux fois par jour, matin et soir, dans une infusion de fleurs de camomille, six gouttes du mélange suivant :

Teinture alcoolique de noix vomique.	5	grammes,
Teinture de quinquina.............	5	—
Alcool camphré....................	5	—

Continuer ainsi, au moins pendant huit jours de suite, l'emploi des pilules à la dose de trois à quatre par jour, ainsi que des lavements et la mixture ci-dessus. Dans le cas où l'on n'obtiendrait aucun soulagement par les moyens indiqués ci-dessus, on pourra employer la solution arsenicale de Fowlers, à la dose de trois à quatre gouttes, matin et soir, dans une cuillerée d'eau, et augmenter de deux gouttes chaque jour pour arriver à huit gouttes matin et soir. Enfin, si aucune amélioration ne se produisait encore, faire, après avoir coupé le poil, des onctions sur les parties malades avec l'onguent vésicatoire vétérinaire, de façon à obtenir une vésicule et ensuite une suppuration que l'on entretiendra pendant quelques jours. Il faut avoir soin de donner à l'animal une nourriture substantielle et de le tenir dans un endroit sec et chaud.

Vomissements.

Le vomissement est un acte par lequel les substances solides et liquides contenues dans l'estomac sont rejetées au dehors. Le vomissement est le résultat d'une irritation spéciale portée sur le système nerveux. Il n'est pas accompli uniquement par les contractions de l'estomac, comme on l'a cru pendant longtemps; cet organe ne paraît même y concourir que faiblement, et la cause principale du phénomène est la compression exercée sur les parois de ce viscère par le diaphragme et les muscles abdominaux. Le vomissement est un symptôme commun à beaucoup de maladies des chiens; c'est même pour eux un acte tout naturel, à l'aide duquel ils se débarrassent à volonté des aliments qu'ils ont accumulés dans leur estomac.

Le vomissement tient aussi à l'ampleur et à la faible occlusion de l'ouverture cardiatique de l'estomac, à sa grande irritabilité, à la gloutonnerie avec laquelle les chiens absorbent les aliments et se remplissent l'estomac. Cette dernière cause occasionne souvent des vomissements, même chez le chien bien portant, qui, après avoir rejeté les aliments contenus dans son estomac, se met à les manger de nouveau.

Très souvent le chien mange de l'herbe pour se faciliter des vomissements et, après s'être procuré ce vomitif, recouvre l'appétit. Lorsque le vomissement provient d'une de ces causes, il n'a rien d'inquiétant et disparaît sans que l'on ait à s'en préoccuper.

Quant aux vomissements qui surviennent dans les affections suivantes, comme ils sont un des phénomènes de ces maladies, ils devront être traités par les moyens conseillés pour chacune d'elles, savoir : les affections vermineuses, la maladie des chiens, la rage, la toux spasmodique, gastro-entérite, empoisonnements, etc. Voir à chacun de ces articles.

Je vais donc indiquer les vomissements qui n'ont pas pour causes l'une ou l'autre de ces affections; je les désignerai sous la dénomination de vomissements nerveux de l'estomac, dus à une grande irritabilité de cet organe.

Ces vomissements ont souvent lieu après l'absorption d'une trop grande quantité de nourriture ou à la suite d'indigestion occasionnée par des substances corrompues et indigestes; quelquefois aussi par suite de constipation prolongée; quelquefois aussi les vomissements se déclarent chez les chiennes après qu'elles ont mis bas. Dans la plupart des cas ci-dessus, le vomissement nerveux cesse de lui-même, surtout si l'on a soin de tenir les animaux en repos absolu, les soumettant à une diète sévère et les privant même de toute espèce de boisson, en les tenant dans un endroit sec et aéré. Les accidents disparaissent habituellement dans l'espace de douze à vingt-quatre heures. Si, malgré ces soins hygiéniques, les vomissements persistent, il faut alors avoir recours à une médication énergique, surtout si les vomissements sont accompagnés d'efforts violents ou de convulsions.

On administrera, toutes les demi-heures, une cuillerée à soupe de la potion antispasmodique suivante :

Eau de tilleul.............	100 grammes,
Sirop d'éther...............	30 —
Laudanum de Sydenham.....	15 gouttes.

Si, sous l'influence de cette potion, les vomissements continuent, faire prendre quelques cuillerées de la solution suivante :

N° 1.	Bicarbonate de soude	5 grammes,
	Eau commune......	1 demi-verre,
N° 2.	Vinaigre...........	2 cuillerées à soupe,
	Eau commune......	1 demi-verre.

Mélanger une cuillerée de chacune de ces solutions, et administrer de suite au malade, ou encore administrer une cuillerée de la solution n° 1, et, immédiatement après, une cuillerée de la solution n° 2.

L'effet de cette médication étant d'obtenir dans l'estomac un dégagement d'acide carbonique, on pourra aussi faire avaler au malade quelques cuillerées d'eau de Seltz. Administrer ensuite des lavements faits avec une forte infusion de camomille romaine, faire aussi sur le ventre des frictions alcooliques, soit avec de l'eau-de-vie, soit avec de l'alcool camphré ou de l'eau de mélisse des Carmes.

Pendant quelques jours, ménager la quantité de nourriture ; donner de la soupe au lait, du bouillon froid, et si on y ajoutait du pain, le laisser longtemps détremper pour le convertir en bouillie. Quelques jours après la cessation des vomissements, faire prendre tous les matins à jeun, et cela pendant cinq à six jours de suite, de une à deux pilules purgatives.

Chorée.

Cette névrose apparaît ordinairement chez les chiens âgés de plus de six mois. Elle atteint plus particulièrement ceux de race pure. L'état aigu est rare. On le reconnaît aux contractions qui agitent tout le corps, empêchent le chien de prendre du repos, lui permettant à peine de prendre sa nourriture.

La forme subaiguë se déclare par une contraction insensible d'un membre.

Il existe des mouvements involontaires qui se confondent avec d'autres volontaires : de là provient l'irrégularité observée dans cette maladie.

Les contractions, d'abord légères, augmentent d'intensité et atteignent un autre membre. Parvenues à un certain degré, elles restent stationnaires, le membre s'atrophie, l'animal conserve la santé, la gaieté, l'appétit. Rarement la terminaison en est funeste. On doit, dans cette affection, administrer de temps en temps des pilules purgatives et des pilules vermifuges, de deux à trois le matin à jeun, frictionner deux fois par jour le membre malade avec le liniment ammoniacal camphré :

Alcool camphré............	100	grammes,
Alcali volatil..............	5	—
Laudanum de Sydenham...	5	—
Chloroforme..............	5	—

Soumettre l'animal à un régime tonique, lui faire prendre un exercice modéré, éviter les refroidissements et surtout l'humidité. Il est une maladie qui a beaucoup de rapport avec la chorée, c'est la paralysie des membres postérieurs.

C'est une maladie que se remarque quelquefois à la suite de la maladie des chiens. Elle peut également être occasionnée par la présence de vers intestinaux. La chorée est caractérisée par des flexions et des extensions involontaires, par des convulsions quelquefois générales, plus souvent partielles. Quelquefois ce sont la tête et le cou qui éprouvent des convulsions; d'autres fois ce sont les membres postérieurs ou antérieurs, ou encore les quatre membres à la fois. Ils se fléchissent et se redressent aussitôt, de manière que le chien a des secousses continuelles.

Ces mouvements s'opèrent d'une manière plus sensible lorsque le chien est debout et au repos. Ils ont lieu même dans le sommeil, et toujours indépendamment de la volonté du sujet. Il est des chiens qui gardent la chorée pendant plusieurs mois, il en est même chez lesquels elle persiste toujours. Cet état, lorsqu'il subsiste longtemps, amène l'amaigrissement, la paralysie, et même la mort.

Asthme.

Cette affection se reconnaît chez les chiens par le manque d'haleine, la difficulté à respirer, peu ou point de fièvre. Cette maladie atteint les chiens de tout âge, principalement cependant les vieux chiens. Elle peut être la suite d'une inflammation des organes respiratoires. Elle commence quelquefois insensiblement : l'animal a la respiration courte et gênée, principalement après avoir mangé, à la suite d'une longue course, voire même encore à la suite de changements atmosphériques. La respiration devient de plus en plus difficile, la toux presque continue, surtout le soir et pendant la nuit. Le sommeil est interrompu, la respiration devient bruyante. Il survient ensuite des quintes de toux, lesquelles augmentent avec l'intensité de la maladie, et finissent par beaucoup fatiguer l'animal. L'asthme, dans le principe, et pendant un certain temps, ne paraît influer que peu sur l'état général de la maladie. Le chien continue à bien manger et à conserver un bon état d'embonpoint. Cependant, au bout d'un certain temps, il dépérit, paraît souffrir : alors la phtisie pulmonaire peut survenir.

Le meilleur moyen de pallier les accidents est de donner le soir très peu à manger au malade, lui faire prendre de temps en temps, une fois la semaine, le matin à jeun, de trois à quatre pilules purgatives, et le soir, une tasse de lait chaud miellé, dans lequel on ajoutera trois à quatre gouttes de laudanum de Sydenham.

Faire prendre au malade un exercice modéré au grand air, le tenir dans un endroit sec et bien aéré.

Empoisonnements.

Il est très difficile d'assigner une médication générale tendant à annuler l'effet toxique de la substance vénéneuse absorbée par le chien, quand on ignore surtout, comme dans la plupart des cas, la substance ingérée. La présence d'un vétérinaire serait essentielle; mais qu'arrive-t-il dans presque tous les cas d'empoisonnement? C'est qu'à la venue du vétérinaire il est trop tard pour administrer le contre-poison.

Je vais donc, en traitant des empoisonnements, indiquer les premiers soins à donner, puis les contre-poisons que l'on pourrait donner pour annuler l'effet toxique lorsque l'on connaît le poison auquel on a affaire.

Aussitôt que l'on s'aperçoit qu'un chien est empoisonné, il faut s'empresser de le faire vomir en lui administrant de dix à quinze centigrammes d'émétique dissous dans cinq à six cuillerées d'eau tiède, administrées en deux ou trois fois à quelques minutes d'intervalle. A défaut d'émétique, jeter dans la gueule de l'animal une petite poignée de sel gris, afin de lui faire rejeter les matières contenues dans l'estomac. Ensuite, faire avaler en grande quantité soit du lait, soit une décoction de graine de lin, puis de l'eau dans laquelle on aura délayé deux ou trois blancs d'œufs, quelques cuillerées d'huile à manger, du blanc d'Espagne, ou mieux de la magnésie calcinée, délayée dans de l'eau.

Si les accidents sont arrêtés, administrer quelques lavements purgatifs faits avec :

Séné......................	15	grammes,
Sulfate de soude...........	30	—

infusés pendant dix minutes dans une quantité suffisante d'eau bouillante pour un lavement. A défaut des substances purgatives ci-dessus, ajouter simplement dans de l'eau tiède une forte pincée de sel gris et une cuillerée d'huile.

On devra chercher à connaître le genre de poison avalé par le chien. Pour y parvenir, il faut rechercher les substances qui auraient pu être laissées à la portée de l'animal.

Je vais diviser en quatre classes les substances donnant lieu le plus ordinairement aux empoisonnements, et indiquer les contre-poisons et le traitement à suivre.

Première classe. —
Poisons irritants, corrosifs ou escarotiques.

Ce sont : les préparations mercurielles, arsenicales, antimoniales; les préparations de cuivre, de plomb, de zinc; les acides concentrés, les sulfures alcalins, l'iode, le phosphore, les cantharides, l'ellébore, l'euphorbe, la coloquinte, l'anémone pulsatille, la renoncule, l'aconit, le colchique (tue-chien).

Deuxième classe. — Poisons narcotiques ou stupéfiants.

Acide sulfureux, acide hydrocyanique ou prussique, l'eau de laurier-cerise et d'amandes amères, cyanure de potassium, opium et ses préparations, jusquiame, morelle, belladone.

Troisième classe. — Poisons narcotico-âcres.

Chloroforme, oxyde de carbone, vératrine, strychnine, nicotine, tabac, coque du levant, seigle ergoté, ciguë, champignons.

Quatrième classe. — Poisons septiques ou putréfiants.

L'hydrogène sulfuré, les matières putréfiées, pus de pustules malignes, bave de la rage, piqûres et morsures de vipères, scorpions, tarentules, bourdons, guêpes, taons, etc.

1° *Effets des poisons de la première classe. — Traitement.*

Tous ces poisons enflamment plus ou moins les tissus avec lesquels ils sont en contact. Après avoir administré un vomitif, faire prendre en grande quantité de l'eau, dans laquelle on aura délayé de la magnésie calcinée, de l'eau de savon, du bicarbonate de soude, du carbonate de chaux (blanc d'Espagne), chacune de ces substances délayées dans l'eau. Pour les substances arsenicales, les contre-poisons les plus efficaces sont les préparations de fer. Le plus facile à se procurer est le sulfate de fer, vitriol vert. On en fait dissoudre soixante grammes dans cinq cents grammes d'eau, et on l'administre par deux ou trois cuillerées toutes les cinq minutes.

Tous ces contre-poisons devront être pris séparément, et, à défaut les uns des autres, délayés dans de l'eau, du lait, des huiles d'amandes douces ou d'œillette, des boissons mucilagineuses, aussi quelques blancs d'œuf battus avec de l'eau, et, à défaut de toutes ces substances, gorger l'animal d'eau tiède.

Contre les empoisonnements par le phosphore, éviter l'emploi des huiles et des corps gras, lesquels, en le dissolvant, ne feraient qu'activer son action.

Le verre pilé n'est pas, à proprement parler, un poison, mais cette substance n'agissant que mécaniquement, on devra gorger l'animal de panades ou autres aliments enveloppants. Provoquer ensuite le vomissement, puis avoir recours à la même médication que ci-dessus. Quelquefois aussi on empoisonne les chiens en leur donnant à manger de l'éponge coupée en petits morceaux, puis rôtie dans du beurre. Voici les effets produits par cette préparation : lorsque les morceaux d'éponge sont assez volumineux pour ne pas pénétrer dans l'intestin grêle, cette masse ne peut se digérer, elle se gonfle, produit de la constipation, l'entérite et la mort.

Après avoir fait vomir l'animal, employer la même médication que pour les poisons de la première classe.

Une fois maître des accidents, dans les empoisonnements ci-dessus, on fera prendre au malade quelques tasses de bouillon de veau, du bouillon gras froid, des soupes au lait, quelques panades au maigre. Quelques jours après l'entrée en convalescence, administrer, le matin à jeun, pendant cinq à six jours, deux pilules purgatives.

2° *Effet des poisons de la deuxième classe. — Traitement.*

Après le vomissement obtenu, donner une boisson acidulée, limonade au citron, eau vinaigrée.

Vinaigre : deux cuillerées dans un verre d'eau, administrée par cuillerées à soupe toutes les cinq minutes. Combattre le narcotisme par une forte décoction de café noir, faire des frictions sèches et alcooliques sur tout le corps, ou même employer le liniment suivant :

Eau-de-vie...............	125	grammes,
Alcali volatil.............	15	—

Pour le reste du traitement, se conformer à celui indiqué pour les poisons de la première classe.

3° *Effets des poisons de la troisième classe. — Traitement.*

Après les vomissements, administrer un purgatif salin :

Sulfate de magnésie........ 30 grammes,

dissous dans un demi-verre d'eau tiède et administré en une seule fois. Pour le reste du traitement, se conformer au traitement général des poisons de la première classe.

4° *Effets des poisons de la quatrième classe. — Traitement.*

Pour les morsures de vipères et de chiens enragés, etc., pratiquer immédiatement une forte ligature au-dessus de l'endroit mordu, inciser la plaie, la faire saigner le plus abondamment possible, soit en la comprimant pour l'écoulement du sang, soit au moyen d'une ventouse. Cautériser ensuite profondément au moyen d'un fer rouge, à son défaut introduire dans la plaie un tampon de linge ou de charpie imbibé d'alcali volatil, ou mieux d'acide phénique pur, ou même encore cautériser avec la pierre infernale ou le beurre d'antimoine. Une cautérisation profonde peut souvent empêcher des accidents graves. Après la cautérisation, appliquer sur la plaie un linge imprégné de glycérine phéniquée ou d'huile d'olive, dans laquelle on aura ajouté un peu d'acide phénique.

Dans le cas où la plaie n'aurait pas saigné abondamment, il faudrait entretenir de la suppuration en appliquant sur la plaie une légère couche d'onguent vésicatoire vétérinaire.

A l'intérieur, faire prendre toutes les heures une cuillerée de potion antispasmodique :

Eau de tilleul.............	90 grammes,
Sirop d'éther..............	30 —
Eau de fleur d'oranger.....	30 —
Laudanum de Sydenham....	15 gouttes.

Des infusions de fleurs de tilleul, de feuilles d'oranger ou de fleurs de bourrache, dans lesquelles on aura ajouté une cuillerée d'eau phéniquée au centième :

Acide phénique.............	1 gramme,
Alcool.....................	5 —
Eau........................	100 —

Mêlez.

Pour les autres soins à donner, voir à l'article *Rage*.

A la suite des empoisonnements, avoir le soin de donner aux convalescents pendant quelques jours, le matin à jeun, de une à trois pilules purgatives, selon la force de l'animal.

Rage.

Improprement nommée *hydrophobie*, cette maladie est la plus terrible et la plus grave qui puisse atteindre la race canine. Elle peut être transmise par l'animal qui en est atteint à tout autre animal, même à l'homme, au moyen d'un virus, appelé virus rabique, lequel réside dans la salive.

Jusqu'à présent les causes qui déterminent la rage spontanée ne sont pas connues. Cependant, autrefois on a attribué l'apparition de cette maladie à plusieurs circonstances susceptibles de favoriser son développement. Une chaleur extrême, un climat alternativement très chaud ou très froid, une saison sèche et très chaude, un froid excessif, une nourriture animale putréfiée, le manque d'eau, la présence des vers dans les intestins, l'époque du rut, le défaut de transpiration chez les chiens, toutes ces causes pouvaient occasionner la rage.

Il est bien entendu aujourd'hui qu'aucune des causes ci-dessus, ni la réunion de plusieurs d'entre elles, ne peut produire cette maladie, et tout porte à croire, et c'est d'ailleurs l'idée la plus généralement reçue, que la rage spontanée est déterminée par un virus *sui generis*, un principe délétère et contagieux qui réside dans la bave de l'animal enragé, ainsi que dans le mucus guttural et bronchique qui s'y trouve mêlé.

La rage peut se déclarer chez les chiens soit spontanément, soit par la morsure d'un autre animal enragé; elle peut se déclarer en toute saison, mais le plus ordinairement en automne et au printemps. Cette maladie est d'autant plus effrayante que, jusqu'à présent, on n'a encore pu trouver aucun moyen curatif tant chez les animaux que chez l'homme.

Les signes de cette maladie, au début, sont peu caractérisés et difficiles à préciser, cette affection ayant des rapprochements avec d'autres maladies, principalement celles du cerveau. Au début, quand on observe attentivement l'animal, on remarque en lui de la tristesse, de la somnolence, quelquefois il y a manque d'appétit; il recherche les endroits obscurs, remue constamment et ne peut rester un instant en repos. Bientôt son regard devient fixe, l'œil est plus brillant; très souvent le chien lèche les objets qui sont à sa portée, il lappe son urine, ce qui est un des principaux signes de la rage. Cependant il continue à boire et à manger, mais bientôt l'appétit disparaît totalement. Il reconnaît et obéit encore à son maître, il a encore la connaissance de ses actions. Il cesse ensuite d'aboyer et pousse de temps en temps un cri rauque et guttural caractéristique et que l'on ne peut confondre avec d'autres quand on l'a entendu une fois.

Il a également des hallucinations, il veut se jeter sur des objets imaginaires qu'il croit voir voltiger devant lui et pouvoir attraper. Si on lui présente de l'eau, il n'en a pas horreur, ainsi qu'on le dit et qu'on le croit généralement. Au contraire, il s'approche du vase qui la contient, et essaie de boire. Quelquefois il peut encore, dans le commencement de la maladie, avaler l'eau; mais, arrivée à une certaine période, la déglutition devient impossible : alors il mord la paille qu'il a sous lui, le bois, les chiffons, etc., en un mot tous les objets qu'il a à sa portée.

S'il est en liberté, il mange de l'herbe, de la mousse, tous corps étrangers à la nutrition. S'il est attaché, il mord sa chaîne, les planches qui servent de cloison à sa cage ou à l'endroit dans lequel il est enfermé. S'il parvient à s'échapper, il fuit la maison de son maître. C'est alors qu'il se jette sur les animaux qu'il rencontre et même sur l'homme. Après quelques jours, ordinairement du troisième au cinquième, quelquefois plus tôt, surviennent des accès, puis une congestion cérébrale suivie de paralysie, et l'animal meurt à la fin d'un accès plus violent que les précédents.

Cette maladie, ainsi que je l'ai dit plus haut, est jusqu'à présent réputée incurable.

Lorsque les premiers symptômes se déclarent, le plus prudent est de mettre l'animal dans l'impossibilité de mordre en l'attachant solidement ou en l'enfermant dans un endroit sûr. Aussitôt que l'on est presque certain que la maladie existe, ne pas balancer à faire abattre l'animal.

Moyens préservatifs. — Aussitôt qu'un chien vient d'être mordu, il faut s'empresser d'ouvrir la plaie au moyen d'un canif, d'une lancette ou de tout autre instrument tranchant, afin de bien faire écouler le plus de sang possible, laver ensuite la plaie avec de l'eau salée ou vinaigrée. Pendant ces mesures, on fera rougir à blanc un morceau de fer plutôt pointu que plat; après avoir bien essuyé la plaie, on la cautérisera très profondément. A défaut de fer rougi, cautériser la plaie avec de l'alcali volatil (ammoniaque), ou mieux encore avec de l'acide phénique pur dont on imbibera un peu de coton ou de charpie, et que l'on introduira dans la plaie. On ne doit pas craindre de cautériser fortement, car de la cautérisation dépend le succès de la médication. On doit ensuite séquestrer l'animal et prendre toutes les précautions nécessaires pour éviter tout accident dans le cas où il deviendrait enragé.

On peut tout en le surveillant, éviter d'abattre un animal auquel on tient et qui peut avoir été mordu par un chien non atteint de rage. Dans le doute, il vaudrait mieux le sacrifier. Cependant il ne faudrait pas trop se presser de croire que le chien que l'on aura séquestré pendant un certain temps ne deviendra pas enragé, vu qu'il se sera écoulé un mois ou six semaines sans qu'il se soit déclaré aucun symptôme fâcheux, car on a vu plusieurs fois des chiens qui avaient été mordus devenir enragés au bout de cinq à six mois et même davantage.

Il faut nourrir l'animal séquestré avec soin, ne pas le aisser manquer d'eau, ajouter dans son eau dix à douze gouttes d'acide phénique par litre, le purger deux fois la semaine avec trois ou quatre pilules purgatives chaque fois. Si, malgré ces soins hygiéniques et cette médication, on s'apercevait que l'animal accusât un ou plusieurs des symptômes désignés ci-dessus, on ne devrait pas balancer à le faire abattre ; les conséquences d'une morsure de chien enragé sont trop graves pour s'exposer, par attachement à un chien, à compromettre l'existence d'un de ses semblables; car, comme je l'ai déjà dit plus haut, malgré tous les remèdes préconisés, il ne s'en est pas encore trouvé un seul dont l'efficacité ait été reconnue capable de guérir la rage soit de l'homme, soit des animaux.

Rage mue.

Cette affection est une variété de la rage furieuse, caractérisée par l'écartement des mâchoires. La gueule est entr'ouverte par suite de la paralysie des muscles des mâchoires; elle est sèche, d'un aspect foncé, couleur lie de vin, et présente par place une couche de mucosités desséchées; l'œil est terne, fixe, et paraît éteint. L'animal n'est pas aussi dangereux que celui atteint de rage furieuse, puisque, dans l'état où il est par suite de la contraction des mâchoires, il éprouve de la difficulté à mordre; mais sa salive n'en est pas moins virulente. Il serait donc dangereux d'introduire la main dans la guèule dans le but de lui porter secours en croyant à la présence d'un corps étranger dans le gosier. L'animal meurt au bout de quelques jours à la suite de congestion cérébrale et de paralysie. Il n'existe pas que je sache, de remède propre à guérir cette maladie. Cependant, dans l'incertitude où l'on peut être que le chien se trouve atteint de la rage mue, on peut le soumettre au même traitement que celui conseillé pour les convulsions.

Muselières.

Je ne veux pas, après avoir traité des causes et effets de la rage, terminer cet article sans joindre ma voix à celle des personnes qui se sont élevées contre l'emploi des muselières.

Car d'abord il ne m'a jamais été démontré, surtout de la façon dont la plupart des muselières sont confectionnées, qu'elles puissent empêcher le chien de mordre assez fortement, s'il était enragé, pour ne pas communiquer la rage, tandis que d'un autre côté l'emploi de la muselière peut, en agaçant et excitant l'animal, et l'empêchant de boire et de tirer la langue en courant, surtout quand il fait chaud, le prédisposer au contraire à contracter la rage spontanée.

Il est d'ailleurs démontré que, dans les pays chauds, l'Égypte par exemple, où les chiens ne sont pas muselés, la rage se rencontre rarement.

Dernièrement j'avais occasion de m'entretenir avec un de mes parents, M. Montauzé, chasseur intrépide, habitant depuis dix ans l'île de la Réunion, lequel m'assurait que pendant ce laps de temps il n'avait vu aucun chien muselé ni entendu parler d'aucun cas de rage dans cette colonie. Cependant, me disait-il, à l'île Maurice, située sous la même latitude, les cas de rage spontanée étaient fréquents. A quoi attribuer ces anomalies? Je laisse à plus savant que moi le soin de les expliquer, me contentant de signaler les effets sans pouvoir en définir les causes.

Si j'avais un avis à émettre, je crois que, loin d'astreindre les propriétaires des chiens à les museler, il serait préférable, pour la sûreté générale, de défendre à qui que ce soit de laisser errer ses chiens; car les personnes qui possèdent des chiens pour leur agrément ou leur utilité, sont les premières intéressées à les surveiller. Cependant, comme il pourrait arriver qu'un chien auquel on est attaché vînt à s'échapper, il devrait toujours porter un collier indiquant le nom et l'adresse de son propriétaire. Tout chien, qui ne se trouverait pas dans ces conditions, devrait être conduit à la fourrière et impitoyablement abattu au bout de quarante-huit heures de séjour, mais après avoir prévenu le propriétaire. S'il n'était pas réclamé, ce dernier devrait même être astreint à payer une amende pour son défaut de surveillance. Cette mesure, je crois, contribuerait à nous débarrasser d'un nombre infini d'affreux roquets, bons tout au plus à occasionner des accidents, en se jetant dans les jambes des chevaux, en aboyant après eux, et même après les passants. D'un autre côté aussi, nous ne verrions plus dans nos plaines errer ces chiens que les cultivateurs ont l'habitude d'emmener avec eux, sans aucune utilité et pour le plaisir de les voir courir après le gibier, et quelquefois aussi, il est vrai, pour s'emparer à leur profit d'une pièce blessée ou d'un malheureux levraut.

Chacun doit être libre d'avoir un chien, si tel est son bon plaisir, mais à la condition toutefois qu'il ne nuise à personne.

Adjonction à la nourriture des chiens.

Depuis quelque temps on emploie pour la nourriture des chiens des biscuits contenant de la viande desséchée. Plusieurs maîtres d'équipages, qui les emploient, m'ayant demandé mon avis sur ce genre de nourriture, j'ai dû me faire envoyer de ces biscuits. Après les avoir expérimentés, j'ai reconnu que ces biscuits étaient destinés à rendre de bons services. La farine qui entre dans leur composition est de bonne qualité, la viande desséchée ne laisse rien à désirer. Ils possèdent un grand avantage, c'est d'être d'une parfaite conservation et d'un prix modéré. Trois de ces biscuits chaque jour suffisent pour la nourriture d'un chien de moyenne taille, quatre pour les chiens qui travaillent et ceux de grande taille. J'ai reconnu que le meilleur moyen de les employer consistait à les faire tremper, soit dans l'eau chaude à laquelle on ajoute une petite pincée de sel, ou, mieux encore, à verser dessus une décoction de carottes, que l'on écrasera après la cuisson, et à laquelle on ajoutera également une pincée de sel pour chaque chien. Les chiens mangent également avec plaisir ces biscuits secs; mais, alors, il faut avoir le soin de mettre de l'eau à leur disposition. Pour les personnes qui possèdent un certain nombre de chiens, cette nourriture leur évitera l'embarras de leur faire du pain et du bouillon de viande. On peut se procurer ces biscuits :

SPRATT'S PATENT, 36, RUE CAUMARTIN, PARIS.

Déjà, lors de l'Exposition canine, j'avais remarqué ces biscuits; mais, n'ayant pas été à même d'en essayer l'emploi, je n'avais pas cru devoir, lorsque j'ai traité de la nourriture du chien, en recommander l'emploi. Aujourd'hui je crois pouvoir le faire avec connaissance de cause, car j'ai deux chiens soumis exclusivement, depuis un mois, à cette nourriture, et qui sont en très bon état de santé.

DEUXIÈME PARTIE.

MALADIES EXTERNES.

Maladies de la peau.

Maladies éruptives. — Souvent, à la suite de la maladie des chiens, une affection de la peau vient compliquer le catarrhe bronchique ou le catarrhe intestinal. Elle apparaît même entre deux attaques de convulsions. Plusieurs auteurs ont désigné cette maladie sous le nom de variole; je n'ai jamais, dans ma pratique, reconnu qu'il y ait de l'analogie entre ces affections et la variole, car il n'existe pas de pustules. C'est une éruption bubeuse. Au début on voit apparaître, sous la poitrine, le ventre et l'intérieur des cuisses, des bubes disséminées, lesquelles, plates d'abord, se remplissent d'un liquide clair; elles deviennent ensuite convexes, et lorsque, au bout de deux à trois jours, elles viennent à crever, elles laissent écouler un liquide d'une couleur opale. Une fois la bube rompue, la portion d'épiderme qui l'avait soulevée se racornit; au-dessous apparaît la portion correspondante du derme rouge, et sécrétant un liquide blanc, purulent, lequel par la dessication forme des pellicules. Cette croûte tombe ordinairement au bout du troisième ou quatrième jour, et au-dessous apparaît le derme cicatrisé. Quelquefois il arrive qu'il n'existe pas de suppuration : alors la plaie du derme reste rouge et se cicatrise difficilement. Cet état s'observe principalement chez les chiens épuisés par l'effet de la bronchite. La maladie, circonscrite d'abord, gagne souvent la tête, les oreilles et les membres. Les bubes, divisées dans le principe, se rejoignent et forment des plaies assez étendues. Il suffit alors de faire des lotions avec la solution phéniquée suivante :

Acide phénique.............	10 grammes,
Eau.......................	1 litre.

pour enlever l'odeur qu'exhalent ordinairement ces plaies, et en faciliter la cicatrisation.

Cette affection se communique facilement aux autres chiens; il est donc essentiel d'isoler les animaux malades de ceux non atteints.

Plusieurs auteurs ont conseillé l'inoculation avec du virus variolique. J'ai à plusieurs reprises, essayé ce moyen, et je dois avouer que je n'ai obtenu aucun résultat, ni comme effet immédiat, ni comme préservatif.

On devra donner aux animaux malades une nourriture maigre et lactée, et faire prendre, pendant une huitaine de jours, le matin à jeun, deux ou trois pilules purgatives.

Dartres.

Les dartres sont des phlegmasies cutanées ordinairement chroniques, presque toujours opiniâtres, caractérisées par de petits boutons rouges, pustuleux, vésiculeux, réunis en plaques plus ou moins larges et de différentes formes, ordinairement arrondies, occasionnant des démangeaisons, et sur lesquelles il se forme une espèce de poussière farineuse, de larges exfoliations épidermoïdes, des écailles, des croûtes, et quelquefois même une sécrétion purulente.

A cette éruption succèdent parfois des ulcérations plus ou moins profondes, plus ou moins étendues, qui, lorsqu'elles guérissent, laissent des cicatrices indélébiles, d'autant plus désagréables que ces places restent toujours dégarnies de poils. La partie de la peau que recouvrent les dartres est rude au toucher et presque toujours un peu tuméfiée. C'est par une irritation que débutent les dartres, et leur principal caractère se tire de la rougeur le plus souvent violacée de cette membrane, indiquant l'état de phlegmasie chronique dans lequel elle se trouve.

Ces différents caractères empêchent de confondre les dartres avec les autres phlegmasies cutanées, dont elles se distinguent d'ailleurs en ce que la place qu'elles occupent est circonscrite et en quelque sorte séparée des autres parties saines par une ligne de démarcation. On a établi plusieurs variétés de dartres, que l'on a divisées en dartres furfuracées ou farineuses, squammeuses, vives ou humides, croûteuses, et dartres rongeantes ou ulcérées.

Les dartres sont des maladies en général peu dangereuses, mais souvent très difficiles à guérir radicalement. Pour traiter efficacement les différentes espèces de dartres, on devra rechercher les causes qui les ont fait naître et mettre les animaux dans des conditions opposées. L'hygiène, dans ces affections, est destinée à jouer un rôle important.

Aussi, en même temps que les animaux seront bien nourris, bien soignés, tenus avec la propreté la plus minutieuse, exposés à une température convenable, on appliquera, à chaque espèce de dartres mentionnée ci-dessus, le traitement approprié à chacune d'elles. Cependant, pour les dartres en général le commencement du traitement est le même. On doit commencer par faire des lotions émollientes pendant quelques jours, pour préparer la peau et enlever l'inflammation qui existe ordinairement. Avant d'employer la lotion antidartreuse, j'ai, autant que possible, évité l'emploi des corps gras, ayant reconnu que les médicaments, autrefois employés en pommade, agissaient moins efficacement que lorsqu'ils étaient employés en lotions.

Dartres furfuracées ou farineuses.

Les dartres furfuracées ou farineuses sont les moins graves de toutes. Elles n'arrivent jamais jusqu'à l'état de dartre rongeante. Elles s'annoncent par une multitude de petits boutons rapprochés, souvent imperceptibles à l'œil nu, accompagnés d'un léger prurit et bientôt de la chute du poil. La peau n'est que faiblement rougie ; l'épiderme s'exfolie et se résout en petites parcelles blanchâtres et crasseuses, ressemblant à une poussière farineuse ou à des particules de son. Si on l'enlève au moyen du lavage, on trouve la peau rouge au-dessous. Cette variété, dont la forme est habituellement celle de plaques rondes à bords proéminents, est accompagnée de peu d'exsudation, si ce n'est à son début. On l'observe le plus souvent sur les points ou la peau est le plus rapprochée des os, les côtes, etc., la pointe des coudes, le tour des oreilles et des yeux, celui de la gueule, le front, etc.; c'est l'espèce la plus commune, et elle existe quelquefois en même temps que la gale. Cette affection est souvent de longue durée et même, après avoir disparu, est sujette à reparaître. Le traitement consiste à soumettre l'animal à un régime maigre, le priver de viande et de ragoûts épicés, lui administrer tous les matins, pendant huit à dix jours, de deux à trois pilules purgatives, le laver avec de l'eau de son tiède, puis le soir avec la solution phéniquée suivante :

Acide phénique............	10	grammes,
Alcool....................	30	—
Eau.......................	1	litre.

Mêlez.

Quand les plaies sont séchées, laver l'animal avec de l'eau de savon.

Les maladies de la peau sont très fréquentes chez les chiens. Elles ne sont pas très bien définies, parce qu'il existe beaucoup de ressemblance entre elles, et que le chien, tourmenté par les démangeaisons, se gratte et amène des escarres que l'on peut confondre avec d'autres affections.

Afin d'éviter que les affections dartreuses ne se renouvellent, avoir le soin de laver, pendant quelque temps, l'animal une fois la semaine avec la solution phéniquée, et de lui administrer de trois à quatre pilules purgatives le matin à jeun, une fois la semaine, et cela pendant trois ou quatre semaines.

Avoir aussi le soin de tenir l'animal dans un endroit sec et bien aéré.

Dartres squammeuses.

Les dartres squammeuses, beaucoup plus rares que les dartres furfuracées, peuvent affecter plusieurs parties du corps, principalement le coude, la pointe du jarret et tous les membres, et surtout dans les parties les plus inférieures.

Elles débutent par la rubéfaction circonscrite et plus ou moins foncée d'une ou de plusieurs pointes de la surface des téguments, sur lesquels se forment de très petites pustules qui s'ulcèrent et se multiplient, occasionnant du prurit, et laissant suinter un liquide séreux un peu visqueux et de peu d'odeur.

Ce liquide amassé, il se forme des bourrelets; la peau se gerce, l'épiderme se sépare et tombe en écailles larges, humides ou dures, qui sont aussitôt remplacées par d'autres.

Cette affection est très rebelle, surtout si elle est ancienne et si elle existe sur des parties que l'animal puisse frotter, ce qu'il ne manque jamais de faire.

Cette maladie est attribuée à des refroidissements, à la séquestration dans des endroits peu aérés ou humides et aussi à la contagion qui peut se communiquer d'un chien à l'autre. Elle se déclare assez fréquemment chez les chiennes qui ont nourri, et à la suite d'un épanchement de lait. Pour arriver à la guérison, il faut suivre un traitement assez long, lequel comme pour les autres affections cutanées, réclame des soins de propreté, de l'exercice, une nourriture spécialement végétale. Il faut administrer, chaque matin, de deux à trois pilules purgatives selon la force de l'animal, faire des lotions avec la solution phéniquée suivante :

Acide phénique.............	15 grammes,
Alcool......................	30 —
Eau.........................	1 litre.

Mêlez.

Lotions que l'on fera tous les soirs.

Le matin, faire des lotions d'eau de son, puis après alterner les lotions phéniquées avec la solution sulfureuse suivante :

Sulfure de potasse........	125 grammes,
Eau.....................	1 litre.

Faites dissoudre à chaud.

Afin d'éviter le retour des dartres, pendant quelques mois, une fois la semaine, faire des lotions phéniquées, et donner quelques pilules purgatives.

Dartres rouges, vives et humides.

Dartres rouges. — Cette variété se manifeste au début par une multitude de petites pustules plates, très ténues, apparentes et donnant lieu, lorsqu'elles se rompent, à l'exsudation d'un liquide ichoreux, lequel en se concrétant recouvre la peau de croûtes irrégulières de couleur variable, quelquefois grises, d'autres fois jaunâtres, lesquelles augmentent l'épaisseur de la partie affectée. Dans certains cas, les dartres vives affectent principalement la poitrine, le ventre et l'intérieur des cuisses. Cependant, en d'autres cas, elles atteignent tout ou en partie le corps. Cette variété s'ulcère fréquemment par l'accumulation d'une matière puriforme, visqueuse, au-dessous des croûtes. Elle est accompagnée d'un prurit très violent qui force le chien à se gratter continuellement. La durée de cette maladie est assez longue. Elle peut durer des semaines et des mois entiers, et, si on n'y apportait pas de remède, elle pourrait se prolonger des années. Elle est contagieuse pour les autres chiens.

La guérison radicale s'obtient assez difficilement avant un certain temps de traitement, et, lors même que les accidents paraissent avoir disparu, on doit encore continuer le traitement pendant quelques mois, afin d'éviter que ces accidents ne reparaissent.

Le mode de traitement consiste :

Après avoir, comme pour les autres dartres, soumis l'animal à un régime de préparation, lui faire prendre des bains tièdes d'eau de son et de décoction de têtes de pavot, tous les matins. A défaut de bains, faire des lotions. Laver, tous les soirs, les parties affectées avec la solution de sulfure de potasse (bain de Barège).

Sulfure de potasse........ 60 grammes,
Eau..................... 1 litre.

Faites dissoudre à chaud.

Laisser ensuite sécher l'animal.

Le lendemain, le laver ainsi qu'il est dit ci-dessus. Suivre cette médication pendant une semaine, tous les deux jours. S'il survenait des escarres ou des plaies, les panser au moyen d'un pinceau imbibé de glycérine phéniquée :

Acide phénique..........	2 grammes,
Glycérine................	200 —

Pendant toute la durée du traitement, administrer à l'animal, selon sa constitution, de une à quatre pilules purgatives; lui procurer de l'exercice, en plein air, à la campagne, le soumettre à une nourriture végétale, et s'abstenir de donner de la viande et des aliments épicés.

Dartres rongeantes.

Les dartres rongeantes commencent par la sensibilité douloureuse de la peau, dans les endroits qu'elles doivent occuper, avec une tendance marquée à l'agrandissement. Elles peuvent succéder aux dartres vives, ou même se déclarer d'elles-mêmes.

La peau devient rouge, douloureuse, dure, inégale, raboteuse, s'ulcère, fournit une matière ichoreuse, grisâtre, d'une odeur très fétide, laquelle tantôt s'écoule au dehors sur les parties voisines qu'elle excorie, tantôt dessèche le tissu cutané et forme des croûtes sur lesquelles l'ichor s'accumule. Les progrès de cet ulcère sont très rapides. De la peau, il s'étend par degrés au tissu lamineux sous-cutané, aux muscles, etc. La dartre rongeante se rencontre assez souvent au nez du chien, sur les faces latérales des mâchoires, au bout des oreilles. Cette affection est rebelle, même beaucoup plus que les autres variétés de dartres. Souvent elle résiste à tous les traitements, et, si elle est abandonnée à elle-même, elle amène le marasme, même la mort.

La dartre rongeante est une variété de la gale, elle est contagieuse. On a observé que les chiens en se léchant gagnent mal aux lèvres. Les causes de cette affection sont à peu près les mêmes que celles des autres maladies dartreuses. La constitution de l'animal paraît être la seule cause de l'aggravation de cette espèce de dartre. Le traitement pourrait être à la rigueur le même que celui indiqué pour les affections cutanées désignées ci-dessus, mais cette maladie étant plus grave que les autres, tout en employant les mêmes soins hygiéniques, il faut modifier un peu le traitement. L'exercice au grand air, la campagne, le séjour dans un endroit sec et bien aéré, une nourriture maigre; pour boisson, de l'eau de chiendent miellée, de une à quatre pilules purgatives par jour, lotions et bains d'eau de son, de pavot, de guimauve, de graine de lin; chaque matin, lotions phéniquées et sulfureuses en alternant l'une et l'autre; panser les plaies avec le mélange ci-dessous appliqué à l'aide d'un pinceau, matin et soir :

Acide phénique............	1 gramme,
Laudanum de Sydenham....	20 gouttes,
Glycérine......	60 grammes.

Mêlez.

Tous les quatre à cinq jours, laver l'animal avec de l'eau de savon, renouveler la paille de sa couche. Avec tous ces soins on peut arriver à la guérison; puis, continuer les bains et les pilules une fois la semaine.

Prurigo.

Cette affection est caractérisée par la formation de papules plates, plutôt perceptibles au toucher qu'à la vue et déterminant un prurit insupportable. Le prurit occasionne un grattage incessant, qui a pour résultat d'écorcher les petites papules, en sorte que la surface malade est parsemée de petites pointes noires, formées par des gouttelettes de sang desséché.

Si on presse une papule du prurigo, on fait sortir un liquide séreux sans cependant qu'il se forme jamais de vésicules ni de croûtes.

On attribue chez les chiens la cause de cette maladie à une nourriture trop abondante et échauffante, au défaut d'exercice en plein air, à l'humidité, à la malpropreté, aux refroidissements subits.

Le traitement appliqué à cette maladie consiste en bains, en lotions émollientes de son, guimauve, décoction de pavot, lotions avec une dissolution de

Sous-carbonate de soude...... 125 grammes,
Eau tiède.................... 2 litres.

Renouveler ces lotions tous les deux jours; en cas d'insuffisance, faire des lotions avec de l'eau phéniquée.

Acide phénique..........	10 grammes,
Alcool..................	30 grammes,
Eau.....................	1 litre.

Tenir l'animal dans un endroit sec et aéré, donner une nourriture modérée et végétale, et en outre tous les deux à trois jours, le matin à jeun, de deux à quatre pilules purgatives.

Gale.

La gale est une phlegmasie cutanée essentiellement contagieuse et accompagnée de prurit, consistant en des vésicules légèrement élevées au-dessus du niveau de la peau, blanchâtres, transparentes au sommet, et contenant un liquide séreux et visqueux. Ces vésicules psoriques, déchirées ou non, laissent échapper une sérosité limpide qui s'épaissit ensuite, forme des croûtes et couvre bientôt les pustules tout entières.

Dans cet état, on constate dans des galeries avoisinant les vésicules l'existence de l'acare de la gale (insecte parasite de la même famille que le sarcopte de la gale de l'homme). Outre le sarcopte, le chien nourrit un second animalcule parasite, ce qui a fait distinguer plusieurs formes de gales canines : les unes dues aux sarcoptes et d'autres au démodex.

Pendant assez longtemps, on a cru à la non-existence de l'acare dans la gale du chien; mais aujourd'hui, après les nombreuses expériences faites, il n'existe plus de doute sur la présence de cet animal dans la gale du chien. Ces insectes, chez le chien, sont beaucoup plus petits que ceux observés dans la gale des autres animaux.

L'acare est facile à observer à l'aide d'un microscope, car il n'est pas perceptible à l'œil nu. La contagion se communique par la cohabitation ou les rapports entre chiens déjà atteints de la gale. Cette gale par contagion se transmet plus facilement que celle spontanée.

Il existe aussi chez certains sujets une gale que je nommerai constitutionnelle ou héréditaire, se communiquant du père ou de la mère à leur progéniture même jusqu'à la troisième génération. J'ai eu l'occasion d'observer une espèce de chien de race anglaise (braque) contractant la gale spontanée, dont le père et la mère avaient été eux-mêmes atteints de gale de diverses espèces. Après la contagion, considérée comme une cause efficiente de la gale avant les découvertes récentes faites sur l'acare, les autres causes les plus ordinaires étaient attribuées à l'habitation dans un chenil trop étroit, mal aéré, où la litière est sale, froide, et dont la paille est rarement renouvelée; les logements malpropres où la peau reçoit les émanations du corps des animaux, de leurs urines, de leurs excréments; une nourriture insuffisante, de mauvaise qualité, telle que celle composée d'aliments salés, épicés, de viandes ayant subi un commencement de putréfaction, de pâtées ou de soupe de cretons, résidus des pellicules que renferme le suif avant d'être fondu pour la fabrication de la chandelle.

Dans ces circonstances, une éruption peut se manifester, s'accompagner de rougeur et de chaleur de la peau, prendre la forme de pustule et s'étendre sur une partie plus ou moins grande du corps, ressemblant plus ou moins aux premiers phénomènes du développement de la gale. Cette éruption forme de larges plaques rudes où le poil est hérissé, sale, terne, et finit par tomber, laissant la peau en partie dégarnie. Celle-ci devient le siège de petits boutons suppurants qui déterminent une démangeaison plus ou moins violente, et dont la superficie se détache en écailles.

Telles sont les variétés que présente la gale organique du chien.

La gale peut être divisée en trois espèces de gales différentes :

1° La gale sèche ou squammeuse;

2° La gale rouge ou rouvieux;

3° La gale rongeante ou humide.

Gale sèche ou squammeuse. — Cette gale forme des écailles grisâtres. Le poil tombe. Elle occasionne seulement des démangeaisons sans entamer l'épiderme.

Gale rouge ou rouvieux. — Elle se distingue de la précédente par la couleur rouge de la peau et même de l'extrémité des poils, lesquels ne tombent qu'après un certain laps de temps, surtout si l'on n'apporte aucun remède à l'état pathologique.

Gale rongeante ou humide. — Cette variété se reconnaît à un écoulement de sérosité gluante, laquelle, en se desséchant, forme des croûtes plus ou moins épaisses. Cette gale est la plus tenace et la plus difficile à faire disparaître. Autrefois on confondait plusieurs exanthèmes dartreux avec la gale, ce qui avait établi plusieurs variétés de gale, sous le nom de : gale commune, grande gale, petite gale rouge.

Comme le traitement des diverses variétés de gale ne

diffère pas essentiellement, je crois inutile de les décrire séparément, car, une fois admis que la gale est due à la présence de l'acare, les moyens à employer, tendant tous à la destruction de ce parasite, sont les mêmes pour les différents exanthèmes produits par sa présence.

Traitement. — Il faut éloigner les causes, empêcher l'animal de se frotter en le surveillant, l'empêcher, si faire se peut, de se gratter en lui enveloppant les pattes, de se mordre en le muselant, toutes choses, je le sais, assez difficiles à obtenir.

Commencer par calmer l'inflammation locale, soit à l'aide de lotions mucilagineuses et de pavots, assouplir la peau et surtout les croûtes galeuses par des applications du mélange suivant :

Huile d'olives...............	125 grammes,
Baume tranquille............	125 grammes,
Laudanum de Sydenham.....	5 grammes,

Mêlez.

Lorsque, pendant quelques jours, on aura disposé le malade, commencer par lui faire prendre le matin un bain d'eau tiède, de décoction de son ou de racine de guimauve ; le soir, faire une lotion sur toutes les parties du corps avec de l'eau phéniquée :

Acide phénique...........	15 grammes,
Alcool....................	30 grammes,
Eau......................	1 litre.

Renouveler les bains et les lotions phéniquées pendant trois jours, ensuite remplacer la solution phéniquée, si l'on s'apercevait que la maladie ne diminue pas d'intensité, par la solution suivante :

Sulfure de potasse..........	30 grammes,
Eau chaude................	1 litre,

Faites dissoudre.

Faire des lotions le soir, laisser sécher toute la nuit, et le lendemain matin laver l'animal avec de l'eau de savon noir.

Continuer ensuite, tous les trois jours, soit une lotion d'eau phéniquée, soit une lotion de solution sulfureuse, et toujours le matin les bains d'eau de son ou mieux d'eau de savon. Pendant toute la durée du traitement, selon la force de l'animal, lui faire prendre tous les matins de deux à quatre pilules purgatives, et cela pendant trois à quatre jours consécutifs, puis, laissant reposer l'animal, on continuera à les administrer une fois la semaine jusqu'à parfaite guérison. On ne devra pas être étonné si les pilules purgatives n'occasionnent pas d'évacuations nombreuses : non seulement ces pilules agissent en ce cas comme laxatives, mais encore comme dépuratives du sang.

Plusieurs auteurs admettent la transmission à l'homme du sarcopte de la gale du chien. Il suffit de prendre quelques précautions de propreté et d'ajouter dans l'eau qui sert à se laver les mains quelques cuillerées d'eau phéniquée.

Du reste, pour le traitement de la gale, on peut également consulter le traitement conseillé pour les diverses espèces de dartres.

Il est essentiel, après la guérison des animaux et même pendant le traitement, de désinfecter les endroits qu'ils habitent, principalement les niches et chenils, par des arrosages d'eau phéniquée, ou, à son défaut, de pétrole étendu d'eau ou de benzine, non seulement pour arriver à guérir complètement la gale, mais encore pour détruire les sarcoptes tant sur la peau que sur les objets inanimés, et il ne faut pas perdre de vue que les acariens séparés du corps prolongent encore leur existence pendant plusieurs jours, et même plus longtemps.

Aggravée, fourbure, pieds échauffés.

L'aggravée est une maladie de la patte du chien.

Les pattes des chiens sont formées de cinq doigts, dont quatre principaux existant constamment, tandis que le cinquième, placé au côté interne, manque aux pattes de derrière.

La surface inférieure de chaque patte offre cinq petits corps arrondis, mollasses, à surface ridée, que l'on nomme tubercules plantaires et qui servent à faire l'appui.

Chacun de ces tubercules a pour base un tissu blanc, graisseux, élastique, très résistant et peu sensible. Entre ce tissu et l'enveloppe chagrinée se trouve un réseau formé par l'entre-croisement d'une grande quantité de vaisseaux qui, dans certaines circonstances, sont susceptibles de s'engorger, de s'enflammer même, et de donner lieu à la maladie appelée aggravée. L'aggravée survient à la suite de longues marches sur un terrain dur et caillouteux, et de courses forcées après le gibier. L'irritation qui survient à la suite de ces courses détermine un afflux plus grand de sang dans la patte, et ensuite un gonflement douloureux. Ce gonflement peut s'étendre à la partie inférieure du membre et faire souffrir l'animal qui, pour se soulager, tient la patte levée en marchant. Il crie lorsque l'on cherche à tâter le membre affecté, et, si plusieurs sont atteints de cette maladie, il reste couché dans sa niche et refuse de marcher. Quelquefois la douleur est si vive qu'elle occasionne la perte de l'appétit et une fièvre reconnaissable à la fréquence du pouls. Quand cet accident n'est pas bien grave quelques jours de repos suffisent pour faire disparaître la boiterie ; mais, si la douleur est vive, il faut avoir recours au traitement suivant :

Laver les pattes et même les envelopper de linges trempés dans de l'eau vinaigrée, une cuillerée de vinaigre pour un verre d'eau, ou mieux encore avec de l'eau blanche :

Extrait de saturne.........	5 grammes,
Eau......................	1 verre.

Ensuite appliquer des cataplasmes composés avec deux jaunes d'œuf, dans lesquels on ajoutera de la suie en poudre ou, à son défaut, du charbon de bois pilé et quantité suffisante d'huile pour donner au cataplasme une consistance molle. Y placer la patte malade en ayant soin de renouveler le cataplasme aussitôt qu'il est desséché.

Donner pour boisson à l'animal de la décoction de chiendent miellée et nitrée (sel de nitre, un gramme par litre) et le laisser en repos.

Animaux parasites des chiens.

Les chiens sont exposés à être tourmentés par la présence sur leurs corps de plusieurs espèces d'animaux parasites, lesquels leur occasionnent des démangeaisons qui les forcent à se gratter continuellement. L'épiderme alors se trouve entamé, il survient quelquefois des escarres qui influent plus ou moins sur la santé de l'animal. Ce sont indifféremment les chiens jeunes ou vieux qui sont sujets à être attaqués par les différentes espèces de parasites que je vais décrire.

1° Les poux du chien se transmettent le plus ordinairement d'un chien à l'autre; cependant ils peuvent se produire spontanément à la suite de maladie longue, et le chien étant affaibli, une nourriture insuffisante et malsaine, le défaut de propreté et le peu de soin que l'on apporte à changer souvent sa litière peuvent également engendrer les poux, puces, voir même les tiques qui s'attachent surtout aux chiens qui chassent au bois, il suffit de les laver avec la solution phéniquée :

Acide phénique......	15 grammes,
Alcool..............	30 —
Eau.................	1 litre.

Une ou deux lotions suffisent ordinairement pour les détruire, et ces lotions ont encore l'avantage de nettoyer la peau et d'enlever les démangeaisons qui paraissent être occasionnées par une irritation de la peau. Afin d'éviter que les animaux soient tourmentés par les puces et autres animaux parasites, il est bon, surtout l'été, de les laver de temps en temps avec la solution phéniquée et même d'en arroser leur niche et les chenils, la solution phéniquée ayant aussi la propriété de détruire toute espèce de miasmes ou mauvaises odeurs produites par les urines ou les déjections des chiens.

MALADIES DES OREILLES.

Catarrhe auriculaire.

Comme toutes les autres phlegmasies, l'inflammation de la muqueuse de l'oreille s'observe sous la forme aiguë et sous la forme chronique. Cette dernière est la plus commune. Les chiens sont plus sujets que les autres animaux aux affections d'oreilles. Cette maladie se développe ordinairement sous l'influence des causes suivantes : une température froide, humide, l'exposition de la tête à un courant d'air, la présence d'un corps étranger dans le conduit auditif, la disparition subite d'une opthalmie ou d'un écoulement chronique, la propagation dans le conduit auditif de la gale, d'une dartre ou d'un érysipèle. On la voit survenir dans le cours ou vers le déclin de certaines affections aiguës, et surtout à la fin de la maladie des chiens.

Le catarrhe auriculaire s'annonce par des démangeaisons, le prurit excite les animaux à secouer leurs oreilles ou à les gratter avec une patte de derrière. Si l'on renverse la partie flottante de la conque pour en examiner la partie interne, on trouve la membrane auriculaire rouge, tuméfiée; cette membrane laisse suinter un liquide grisâtre, sanieux, puriforme, très fétide, très abondant. En comprimant la base de la conque, on augmente la douleur et on porte les animaux à se défendre. Cette maladie peut n'affecter qu'une oreille ou les affecter toutes deux à la fois. Sa durée est indéterminée; plus elle est ancienne, plus elle est difficile à guérir.

Le traitement consiste à combattre d'abord l'inflammation par des injections émollientes de décoction de racine de guimauve ou de têtes de pavots. Quand il y a suintement, une décoction d'écorce de chêne, de noix de galle, de feuilles de noyer ou même de l'eau tiède, dans laquelle on aura ajouté quelques gouttes d'extrait de saturne. Si malgré cette médication il survenait un écoulement de matières purulentes, de mauvaise odeur, faire des injections plusieurs fois le jour avec la solution phéniquée ci-après :

Acide phénique.......	15 grammes,
Alcool...............	30 —
Eau..................	1 litre.

Tous les deux jours administrer de deux à trois pilules purgatives le matin à jeun, appliquer un séton à la nuque, en entretenir la suppuration pendant une quinzaine de jours et faire tomber dans le conduit auditif quelques gouttes du mélange suivant :

Baume tranquille.........	10	grammes,
Chloroforme.............	1	—
Laudanum de Sydenham..	1	—

Mèlez.

Si malgré tous ces moyens on n'obtenait pas de résultat satisfaisant, faire des badigeonnages à l'aide d'un pinceau trempé dans la solution suivante :

Nitrate d'argent cristallisé...	3 décigrammes,
Eau distillée...............	30 grammes.

Si la suppuration était abondante, saupoudrer les plaies avec du charbon de bois pulvérisé, en ayant soin de bien nettoyer la plaie chaque fois avant de faire une nouvelle application. Cette affection est très souvent longue et opiniâtre et a même une tendance à reparaître : on devra donc continuer pendant quelque temps les injections phéniquées et les onctions dans l'intérieur de l'oreille avec de la glycérine phéniquée :

Glycérine..............	30 grammes,
Acide phénique.........	6 gouttes,

Mèlez.

Soumettre l'animal à un régime maigre et avoir le soin de le tenir dans un endroit sec et bien aéré. Toutes les semaines, lui faire prendre de deux à quatre pilules purgatives.

Gonflement de la conque.

Les chiens de chasse, et surtout ceux à longues oreilles, sont sujets à être affectés d'un gonflement de la conque. Cette affection se déclare presque toujours subitement. L'oreille s'épaissit, devient dure, très tendue, chaude, douloureuse au toucher. En exerçant une certaine pression, on sent une fluctuation due à un épanchement de sang entre la peau et le cartilage de la conque, à la face interne.

Les causes qui produisent cet épanchement peuvent provenir ou de ce que les chiens se secouent violemment les oreilles, ou à la suite d'une inflammation qui les porte à se gratter, ou encore de ce que les chiens de chasse, surtout en traversant les buissons, se piquent ou se déchirent les oreilles. Cette affection, si l'on n'y apportait pas de remède, pourrait durer longtemps. Le chien, par suite de l'épanchement, incline la tête en marchant du côté où existe cette affection; car il est rare que les deux oreilles soient attaquées simultanément. Le traitement consiste d'abord à faire à la partie interne et au bas de l'oreille une incision pour permettre au liquide de s'écouler. Si la poche une fois vide venait à se remplir de nouveau, on devrait alors passer, au moyen d'une forte aiguille, une aiguillée de laine en double à travers la peau, en une ou deux places différentes, en ayant le soin d'imprimer à ces petits sétons un mouvement de va et vient, pour empêcher que la plaie ne se referme, et lorsque l'on s'aperçoit qu'il ne survient plus d'épanchement, retirer la laine. Dans le cas où la réunion de la peau et du cartilage ne s'opérerait pas entièrement, on fera des lotions avec de l'eau-de-vie, et on pourra même appliquer des compresses imbibées d'eau blanche, en ayant le soin de mettre au chien un béguin pour maintenir le pansement et empêcher qu'il ne se secoue les oreilles. Si malgré cette médication, le rapprochement de la peau et du cartilage n'avait pas lieu, on devrait, par l'ouverture laissée après l'enlèvement des sétons, faire quelques injections avec le mélange suivant :

Teinture d'iode............	10 grammes,
Eau......................	50 —

Cette médication a pour but de produire une légère inflammation, pour faciliter l'adhésion de la peau au cartilage.

Administrer aussi pendant quelques jours, le matin à jeun, de deux à quatre pilules purgatives, donner une nourriture modérée et tenir le chien dans un endroit sec, bien aéré et à l'abri de l'humidité.

Chancres des oreilles.

Le chancre des oreilles se développe principalement chez les chiens à oreilles longues et pendantes, tels que les chiens de chasse qui courent dans les bois, les chaumes et les broussailles, et sont exposés à se piquer ou à s'arracher les oreilles; ou simplement, y éprouvant des démangeaisons, sont portés à se secouer fortement les oreilles l'une contre l'autre. C'est même cette circonstance qui est cause de la persistance des maux d'oreilles chez les chiens. Dans le principe, le chancre n'intéresse que la peau et ne consiste souvent qu'en de petites gerçures, qui cèdent à des lotions faites avec un peu d'huile. Mais, la cause continuant d'agir, la peau devient saignante et donne lieu à un écoulement d'humeur qui, se desséchant, forme croûte. Puis la maladie, dans ses progrès, pénètre plus avant, attaque la conque de l'oreille et en occasionne la carie. Bientôt le point attaqué est comme rongé; il offre une échancrure qui s'accroît successivement, et d'autant plus aisément que l'animal est plus tourmenté, qu'il se secoue plus souvent les oreilles et que l'on a attendu plus longtemps à le traiter. Les causes de cette maladie peuvent encore être attribuées à des lésions mécaniques, contusions, morsures, déchirures, ou à la pression et à l'irritation produite par le grattage avec les pattes. On peut également attribuer cette maladie à des affections cutanées, et même, dans plusieurs cas, elle m'a paru héréditaire.

La guérison des chancres des oreilles est assez longue et difficile à obtenir, vu qu'avant tout il faut empêcher le chien de se gratter et surtout de se secouer les oreilles. On ne peut obtenir ce résultat qu'en mettant au chien un béguin en filet ou en toile, lequel a pour mission de maintenir les oreilles collées contre la tête et de les protéger contre l'action des pattes, l'immobilité étant la condition essentielle pour obtenir la cicatrisation des ulcères, ce qui prouve que cette affection ne peut être attribuée exclusivement à des lésions mécaniques. Il arrive souvent que pour guérir les chancres on sacrifie une partie de l'oreille attaquée et qu'alors, malgré une cautérisation énergique et des soins appropriés, on ne parvient pas toujours à guérir la plaie. D'ailleurs, avant de se décider à cette mutilation, on y regarde à deux fois, car il n'est guère agréable d'avoir un chien ayant une oreille plus courte que l'autre, et alors on fait subir la même opération à l'oreille saine.

Le meilleur traitement à suivre consiste à soumettre d'abord l'animal à un régime modéré et végétal, administrer, selon la force de l'animal, de deux à quatre pilules purgatives, tous les deux ou trois jours, le matin à jeun, cautériser la partie ulcérée au moyen d'un petit pinceau imbibé d'acide phénique pur, renouveler la cautérisation de la même façon deux jours après.

Continuer ensuite matin et soir de faire une onction sur la partie malade avec le pinceau trempé cette fois dans :

Glycérine...............	50 grammes,
Acide phénique..........	10 gouttes,

Mêlez.

Au bout de quelque temps, si la cicatrisation n'était pas parfaite, continuer deux fois le jour le pansement avec la pommade suivante :

Axonge.................	30 grammes,	
Soufre sublimé..........	10	—
Charbon pulvérisé.......	10	—
Suie....................	10	—
Glycérine phéniquée......	10	—

Continuer à maintenir les oreilles comprimées par le béguin jusqu'à cicatrisation complète. Pour éviter le retour de cette maladie, et permettre à la peau de recouvrer sa souplesse, il est bon de tremper de temps en temps le bout des oreilles dans un peu d'huile d'olive ou d'œillette.

Polypes.

On appelle ainsi des excroissances charnues, indolentes, pédiculées, adhérentes par une base plus ou moins large, aux parties sur lesquelles sont comme implantées, poussant ordinairement dans diverses directions, des sortes de branches susceptibles de se reproduire à mesure qu'on les attaque isolément, se développant sur toutes les muqueuses et paraissant naître tantôt du tissu muqueux, tantôt du tissu lamineux sous-cutané. Ces excroissances varient beaucoup entre elles pour le nombre, le volume, leur mode d'adhérence et leur nature intime. Les mêmes sont appelés polypes muqueux, polypes vésiculaires, parce que la substance dont ils sont formés est molle, spongieuse, et comme gorgée de suc blanc. Les autres, d'une texture dense, serrée, d'une couleur blanchâtre, ont été désignés sous le nom de polypes squirrheux ou cancéreux. Ces derniers surtout sont en effet de véritables tumeurs cancéreuses.

Lorsque les chiens se grattent fortement l'intérieur de l'oreille avec la patte et que par l'inspection on aperçoit dans le conduit auditif des excroissances ressemblant à de petites verrues, quelquefois, par suite de la dimension de ces excroissances, le conduit auditif se trouve obstrué et l'animal est sourd du côté où existent

6

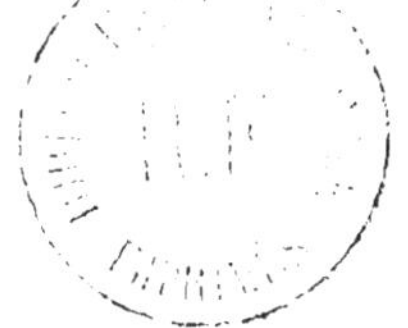

ces excroissances; car il arrive rarement que les deux oreilles soient attaquées simultanément. On commence par suivre le traitement indiqué pour le catarrhe auriculaire, ensuite, si cela est possible, on fait à l'aide d'un fil une ligature le plus près possible du pédicule du polype. Lorsque ce dernier sera tombé, on cautérisera soit avec l'acide phénique pur, soit avec le nitrate d'argent. Dans le cas où on ne pourra faire de ligature, on devra faire la section des polypes avec des ciseaux courbes et cautériser ensuite.

Surdité.

Cette affection se rencontre assez fréquemment chez les chiens lorsqu'ils arrivent à un certain âge, et principalement chez les chiens courants, les épagneuls, les chiens à longs poils, et surtout chez ceux qui chassent au marais. Cette infirmité peut être occasionnée même chez les jeunes chiens, par suite de refroidissements brusques, ou quand ils sont exposés à un courant d'air froid, à être souvent mouillés et en séjournant dans des endroits humides. Les moyens les plus propres à combattre cette affection consistent : à soustraire l'animal aux causes indiquées ci-dessus comme pouvant occasonner la surdité : ensuite faire des injections dans l'oreille avec une décoction de racine de guimauve et de pavots, avec du lait tiède, et répétées plusieurs fois par jour, et aussi avec de l'eau tiède dans laquelle on ajoutera une cuillerée à café d'eau phéniquée au 100e.

Acide phénique.........	1	gramme,
Alcool................	2	—
Eau..................	100	—

Mêlez.

Et cela surtout s'il y a un écoulement de sérosité de mauvaise odeur; ensuite faire tomber dans le conduit auditif, matin et soir, quelques gouttes de la mixture suivante :

Baume tranquille...........	10	grammes,
Laudanum de Sydenham....	2	—
Cloroforme................	2	—
Huile camphrée............	30	—

Mêlez.

Si malgré l'emploi de ces moyens on n'obtenait pas de résultats satisfaisants, appliquer un séton à la nuque, entretenir la suppuration pendant une quinzaine de jours; faire prendre au chien tous les deux jours, et cela pendant une quinzaine, de deux à quatre pilules purgatives, et tenir l'animal dans un endroit sec et aéré, et éviter surtout qu'il ne soit mouillé.

MALADIES DES YEUX.

Ophtalmies.

On désigne ordinairement par ce nom toutes les inflammations du globe de l'œil, accompagnées de rougeur de la conjonctive. Il existe un grand nombre d'espèces et de variétés d'ophtalmies. Je me bornerai à décrire les principales variétés, c'est-à-dire celles qui ont des caractères spéciaux et qui réclament un traitement particulier ou quelques modifications du traitement général de l'ophtalmie.

Ophtalmie externe ou conjonctivite.

Cette maladie se présente sous la forme aiguë ou sous la forme chronique. Comme toutes les inflammations, elle peut être essentielle ou sympathique, ou bien symptomatique. Les causes qui produisent la conjonctivite sont l'action de l'air vicié par des miasmes ou mêlé avec des gaz irritants, les lésions mécaniques, telles que coups de fouets, coups de dents, les chutes, etc., la présence de corps étrangers entre les paupières et le globe de l'œil, l'irritation produite par la présence de substances âcres, l'action chimique du gaz ammoniacal qui se dégage dans les chenils mal nettoyés. Cette maladie reconnaît encore des causes indirectes : tels sont la pléthore, les exercices forcés, en un mot tout ce qui peut exciter des congestions vers les yeux ou la tète, les maladies du cerveau, les exanthèmes cutanés et la suppression brusque d'une irritation.

Conjonctivite aiguë.

Cette maladie débute par le prurit et le larmoiement de l'œil malade, et la rougeur de la conjonctive. Elle commence presque toujours par la face postérieure des paupières et souvent ne franchit pas la partie de la conjonctive qui appartient à ce voile membraneux. Quand elle envahit la conjonctive oculaire, elle commence ordinairement par la circonférence de l'œil et laisse entre elle et la cornée un intervalle dans lequel on aperçoit la couleur blanche de la sclérotique. Dans quelques cas, la rougeur occupe seulement l'espace qui existe entre l'un des bords de la cornée et l'angle correspondant de l'œil. La rougeur est plus intense vers la circonférence du globe oculaire que vers celle de la cornée. Cependant il est une circonstance qui fait une exception, c'est celle où l'ophtalmie est due à la présence d'un corps étranger sur la conjonctive. Alors la rougeur est plus vive et la tuméfaction plus sensible au point correspondant à la lésion, qui forme comme un centre d'irritation.

Conjonctivite chronique.

Cette maladie débute souvent par l'état aigu. Ce sont encore la douleur, la rougeur, la tuméfaction et la chaleur; mais cette dernière est presque nulle tant que la maladie n'envahit pas la partie antérieure de la cornée. Il en est à peu près de même de la douleur, autant toutefois que l'on peut en juger par les signes obscurs qui la manifestent chez les chiens. La rougeur est également moins vive; elle est rarement uniforme et se présente plutôt sous l'aspect d'une injection de vaisseaux volumineux, noués et rassemblés en groupes ou en faisceaux, dirigés de la conjonctive oculaire vers la circonférence de la cornée, qu'ils franchissent souvent pour se répandre sur la face antérieure de la vitre de l'œil.

Traitement des différentes ophtalmies.

Le premier soin à prendre est de détruire les causes qui ont produit ou qui entretiennent l'inflammation. L'air et la lumière étant les agents qui excitent le plus directement l'organe de la vue, il faut dans tous les cas, pour remplir cette première indication, maintenir l'animal dans l'obscurité, et, si l'affection est intense, lui recouvrir les yeux. Si l'ophtalmie est produite ou entretenue par la présence de corps étrangers, on doit commencer par les extraire. Laisser les animaux en repos, faire sur les paupières des lotions avec une décoction de racine de guimauve et de têtes de pavot; faire tomber dans l'œil, deux fois par jour, quelques gouttes du collyre suivant.

Eau de roses............. 30 grammes,
Sulfate de zinc............ 10 centigr.
Laudanum de Sydenham.. 8 gouttes.
Mêlez.

Appliquer ensuite sur l'œil malade des compresses imbibées du mélange suivant :

Extrait de saturne........ 5 grammes,
Eau.................... 150 —
Mêlez.

Quand, à l'aide de ces moyens, l'inflammation commence à se calmer, on favorise puissamment l'action des médicaments en déterminant une révulsion sur le tube intestinal au moyen des pilules purgatives administrées de deux en deux jours à la dose de deux à quatre chaque fois, et par l'application à la nuque d'un séton que l'on entretiendra pendant une quinzaine de jours. Donner pour boisson de l'eau nitrée et miellée.

Sel de nitre............ 1 gramme,
Eau.................... 1 litre.

Ophtalmie catarrhale.

C'est surtout sous l'influence du froid et de l'humidité, par les temps brumeux et chez les chiens lymphatiques, que la conjonctive s'enflamme.

Cette membrane muqueuse est engagée, les vaisseaux sont injectés de sang et se ramifient en grand nombre;

elle devient plus rouge ; les paupières sont plus proéminentes, plus chaudes; la sécrétion lacrymale, celle de la muqueuse, de la conjonctive et des paupières, sont plus abondantes; les chiens sont plus sensibles à l'action de la lumière, ils clignent les paupières ou les tiennent fermées. Ils continuent à voir, mais leur vue est un peu troublée, surtout lorsqu'une mucosité épaisse recouvre en partie la cornée transparente. Quelquefois la maladie n'attaque qu'un seul, d'autres fois les deux yeux simultanément. D'autres fois la fièvre, un catarrhe nasal, de la toux, la bronchite, la pneumonie, différentes affections rhumatismales, la maladie dite des chiens et ses diverses variétés, viennent compliquer l'ophtalmie catarrhale. Ces complications se reconnaissent aux symptômes existant ailleurs qu'aux yeux.

L'ophtalmie catarrhale n'offre pas habituellement de dangers, surtout lorsqu'elle n'est pas compliquée par d'autres affections morbides, car, dans ce dernier cas, elle passe à l'état chronique, produit des ulcérations, et occasionne des taches sur la cornée transparente.

S'il n'existe aucune des complications ci-dessus, le traitement consiste à soustraire l'animal à l'action du froid, de l'humidité, des courants d'air, à laver les yeux trois à quatre fois le jour avec une décoction de graine de lin et de tête de pavot et à en appliquer une compresse. Si cela n'était pas suffisant, employer le collyre suivant :

Eau distillée de laitue........	30 grammes,
Sulfate de cuivre alumineux ou pierre divine..........	10 centigr.
Extrait de belladone.........	10 —

Mêlez.

dont on instillera quelques gouttes dans l'œil malade trois fois le jour; en même temps administrer tous les deux jours de deux à quatre pilules purgatives selon la force de l'animal.

Si les paupières étaient tuméfiées, qu'il y existât de petites ulcérations, les panser matin et soir en les enduisant avec gros comme une tête d'épingle de la pommade suivante :

Beurre frais................	4 grammes,
Camphre en poudre..........	1 décigramme,
Sel de saturne...............	1 —
Précipité rouge..............	1 —

Mêlez.

Il arrive souvent que les chiens de chasse, surtout ceux qui chassent au marais, ont les paupières coupées par les roseaux et les herbes, et qu'il survient de l'inflammation et de l'ulcération aux paupières. Il suffit ordinairement, pour remédier à ces accidents, de laver les yeux avec une décoction de son ou de racine de guimauve, à laquelle on ajoutera trente à quarante gouttes d'extrait de saturne par demi-verre de décoction. Dans le cas où cette médication ne serait pas suffisante, employer la pommade ci-dessus.

Ophtalmie traumatique, plaies des yeux.

On nomme ainsi l'inflammation qui intéresse toutes les parties vasculaires de l'œil. Elle peut être la suite d'une conjonctivite très aiguë, ou dépendre de coups violents appliqués sur l'œil, ou d'autres lésions physiques de cet organe, telles que : coups de fouets, coups de patte de chats, morsures d'autres chiens, coups violents sur la tête, etc. La rougeur de l'iris, le trouble de l'humeur aqueuse, l'opacité de la cornée lucide, la souffrance excessive, la difficulté qu'éprouve l'animal à supporter l'action de la lumière, tels sont les symptômes qui marquent le début de cette maladie, dont souvent les suites sont à craindre. En effet, des abcès dans la chambre de l'œil, de la suppuration, des taches à la cornée lucide et autres accidents funestes qui amènent souvent la cécité, peuvent être le résultat de cette maladie dont le traitement est subordonné aux accidents éprouvés. Lorsque l'inflammation de la conjonctive est simplement due à la présence d'un corps étranger, il suffit d'extraire celui-ci et de lotionner l'œil avec de l'eau fraîche, à plusieurs reprises. Mais, dans beaucoup d'autres cas, il est nécessaire de combattre l'inflammation par des moyens appropriés, si celle-ci, bien que trop intense, pour disparaître promptement après l'enlèvement des causes, est cependant peu considérable. Il suffit souvent de soumettre l'animal à un régime doux, de lui donner des boissons nitrées, de faire de fréquentes lotions sur l'œil enflammé avec de l'eau fraîche dans laquelle on aura ajouté quelques gouttes d'extrait de saturne. Si l'inflammation au contraire persiste, avoir recours à une petite saignée à la jugulaire, appliquer sur les yeux des compresses trempées dans une décoction de feuilles de belladone ou de jusquiasme, ou, à leur défaut, dans de l'eau tiède à laquelle on ajouterait une demi-cuillerée à café de laudanum de Sydenham par verre. Quand, à l'emploi de cette médication, l'inflammation commence à se calmer, on favorise puissamment le traitement à l'aide des pilules purgatives, de deux à quatre chaque matin, lesquelles déterminent une révulsion sur le tube intestinal; et aussi en appliquant un séton au cou, et en entretenant la suppuration pendant huit à quinze jours. On pourra faire aussi usage du collyre suivant :

Eau de roses................	30 grammes,
Sulfate de zinc..............	1 décigramme,
Laudanum de Sydenham.....	8 gouttes.

Mêlez.

Tenir le chien à l'abri du soleil et lui donner une nourriture modérée.

Taies.

Maladie de la cornée dans laquelle cette partie de l'œil a perdu entièrement ou en partie sa transparence et a pris une teinte de couleur différente, tantôt grise, jaune, blanche et plus ou moins opaque. Les taies offrent de grandes variétés relativement à leur situation, leur étendue, leur épaisseur et la profondeur à laquelle la cornée est devenue opaque. Le plus ordinairement c'est une tache blanche, opaque, laiteuse quand elle est récente, laquelle devient crayeuse ou nacrée avec le temps; elle est sans tumeur et, quand elle est chronique, sans douleur. Enfin, suivant son siège et son étendue dans la cornée, cette tache gêne beaucoup, peu ou point la vue; ou la fait perdre entièrement. Les taies sont le résultat d'inflammations qui ont abouti par exsudation. D'autres fois elles sont la conséquence de coups et blessures.

Les taies qui se développent dans une inflammation se guérissent assez facilement, tandis que celles déjà anciennes sont très rebelles aux différents traitements.

On doit alors agir plus efficacement. Les moyens conseillés et employés contre les ophtalmies traumatiques peuvent être appliqués aux taies de récente formation. Pour celles existant déjà depuis quelque temps, on devra les toucher trois fois le jour avec un petit pinceau trempé dans le collyre suivant :

Eau distillée..............	60 grammes,
Nitrate d'argent cristallisé...	50 centigram.

Pour éviter l'inflammation, laver les yeux avec une décoction de racine de guimauve et de têtes de pavot; administrer au chien deux fois la semaine de deux à quatre pilules purgatives; modérer la quantité de nourriture, tenir l'animal dans un endroit sec et éviter de l'exposer au grand air.

Cataracte.

L'œil du chien, comme celui des autres animaux, contient dans son intérieur des corps transparents, de densités différentes et destinés à agir sur les rayons lumineux qui les traversent, et à leur imprimer différentes modifications. Parmi ces corps se trouve le cristallin, lequel de tous est le plus dense et dont la forme rappelle tout à fait celle de toutes les lentilles convexes. Le cristallin est renfermé dans une capsule également transparente et formant un sac clos de toutes parts. Entre le cristallin et sa capsule, se trouve une humeur limpide nommée humeur de Morgagni. Si le cristallin, ou sa capsule, ou l'humeur qui les sépare, vient à perdre sa transparence et à prendre de l'opacité, les rayons lumineux ne peuvent plus pénétrer au fond de l'œi et la vision ne peut plus avoir lieu. C'est cet état qui constitue la cataracte. Le mal débute ordinairement par une coloration grise ou blanche du cristallin. C'est cette coloration qui se trouve plus ou moins régulièrement répandue ; en même temps le chien ne voit plus du tout les objets, ou il ne les voit qu'imparfaitement. On reconnaît que la cataracte est compliquée d'amaurose, lorsque la pupille exposée à une lumière vive ou faible reste dans le même état de dilatation. S'il n'y a pas d'amaurose, la pupille se resserre à l'action d'une grande lumière, et au contraire se dilate à celle d'une lumière faible. C'est ordinairement chez les vieux chiens que s'observe cette maladie : les deux yeux sont atteints en même temps. Cette affection se produit encore par suite de violentes inflammations, de lésions mécaniques, de coups et blessures, par suite d'exanthèmes cutanés ou de rhumatismes. Lorsque la cataracte est bien prononcée, elle n'est guère susceptible de guérison chez les animaux. L'opération de cette maladie, usitée en médecine humaine, n'a jusqu'à présent produit aucun résultat heureux chez les chiens, par suite de l'impossibilité où l'on se trouve d'obtenir des animaux le même repos absolu que l'on obtient de l'homme.

Traitement. — N'étant pas certain de l'opacité complète de l'œil, ni de la formation absolue de la cataracte, on appliquera un séton à la nuque et on entretiendra la suppuration pendant une quinzaine de jours; toucher matin et soir l'œil ou les yeux à l'aide d'un petit pinceau trempé dans la solution de nitrate d'argent.

Nitrate d'argent cristallisé..	5 centigrammes,
Eau distillée..............	30 grammes.

Trois fois la semaine administrer de deux à quatre pilules purgatives le matin à jeun; éviter d'exposer l'animal au grand air, surtout lorsqu'il fait du vent, le soumettre à une nourriture substantielle et le préserver du froid.

Amaurose, goutte sereine.

On désigne sous ces deux noms toute perte complète ou incomplète de la vue avec immobilité de la pupille. L'amaurose est le plus généralement produite par une paralysie de la rétine ou du nerf optique ou même par l'atrophie de ce dernier. Elle se manifeste par l'insensibilité de l'œil à la lumière et par conséquent la cécité.

Quelquefois cependant cette maladie dépend d'une accumulation de sang (congestion) au cerveau. Dans ce dernier cas, ce n'est plus une maladie essentielle, mais bien un des symptômes d'une autre affection qui se déclare ordinairement par d'autres phénomènes.

On remarque assez souvent l'amaurose traumatique chez les chiens de chasse, à la suite d'introduction de grains de plomb dans l'œil.

Quelquefois on rencontre l'amaurose chez de vieux chiens exposés à la réflexion d'une vive lumière, ou qui habitent dans des endroits humides, froids et obscurs; elle est encore accasionnée par l'usage de mauvais aliments, la disparition subite d'un écoulement purulent, un état considérable de pléthore, la plupart des lésions du cerveau et de son enveloppe, les coups violents sur le crâne, etc.

Traitement. — Les moyens employés contre cette affection ont jusqu'à présent produit peu de cas de guérison.

Considérant autant que possible les causes de la maladie, si l'amaurose est récente et que les indications de l'état du sujet autorisent à penser qu'elle a un caractère hystérique, avoir recours à la saignée de la jugulaire en petites quantités et répétée plusieurs fois à intervalles rapprochées, administrer simultanément les pilules purgatives, de deux à trois chaque matin, suivant l'état de plénitude de l'appareil digestif; appliquer un séton à la nuque, frictionner le sommet de la tête et le cou avec le liniment suivant :

Alcool camphré............	100	grammes,
Essence de térébenthine....	30	—
Alcali volatil...............	30	—
Teinture de noix vomique....	10	—

Mêlez.

Deux à trois frictions chaque jour. En cas d'insuccès par ces moyens, appliquer un petit vésicatoire à côté de l'œil, faire des onctions sur le trajet de la colonne vertébrale et le cou avec l'onguent vésicatoire vétérinaire, jusqu'à production de vésicules ou même de dénudation.

Lorsque l'on peut supposer que l'amaurose chez les jeunes chiens est symptomatique de la présence des vers dans l'intestin, avoir recours aux pilules vermifuges, à la dose de deux à quatre chaque matin. Tel est l'ensemble des moyens dont on peut tenter l'application. Il ne faut pas compter beaucoup sur leur efficacité pour peu que l'amaurose soit ancienne; mais, comme en définitive ils peuvent être employés sans aucun danger, il me paraît sage d'en faire l'essai.

Fracture des os, coups, blessures et plaies.

Il est assez difficile d'indiquer les moyens à employer dans le cas de fractures des os, cet état étant du domaine de la chirurgie vétérinaire. Cependant je crois devoir donner quelques conseils à ce sujet. Après avoir rapproché les parties fracturées et s'être assuré qu'elles se trouvent bien en contact, tremper une bande de toile de deux à trois centimètres de largeur dans de l'amidon ou de la farine délayés avec un peu d'eau de manière à en faire une bouillie claire, envelopper le membre fracturé avec cette bande, en ayant le soin de serrer modérément; ensuite appliquer, si faire se peut, de chaque côté de la partie fracturée une petite planchette, l'entourer d'une bande de manière à maintenir la fracture, afin qu'il n'y ait pas chevauchement des fragments; laisser l'appareil en place pendant quinze à vingt jours, en ayant le soin d'humecter la partie fracturée trois à quatre fois par jour avec la lotion tonique suivante :

Extrait de saturne...........	30	grammes,
Alcool camphré.............	20	—
Teinture d'arnica...........	30	—
Eau......................	1	litre.

Mêlez.

Au bout de ce temps, couper les bandes en plusieurs places dans la largeur, afin de ne pas être obligé de déplacer le calus en les déroulant ou d'occasionner de la douleur.

Luxations. — La luxation est le déplacement de deux ou plusieurs os servant à former une articulation, et dont une ou plusieurs parties ont perdu leur rapport naturel, de façon qu'elles sont sorties de la cavité articulaire. Dans cet état de choses, il faut ramener les os déplacés dans la cavité qu'ils doivent occuper, envelopper ensuite la partie luxée au moyen d'une toile imbibée de la lotion tonique (voir à l'article *fracture*), recouvrir ensuite d'une compresse imbibée de la même lotion, la renouveler plusieurs fois le jour pour l'imbiber de nouveau, sans toutefois enlever la bande servant à maintenir la luxation dans un état d'immobilité.

Foulures. — Dans les foulures, l'articulation ainsi que les formes et la longueur du membre foulé n'ont pas varié. Cependant l'articulation est douloureuse et l'animal boite. Il faut avoir le soin d'abord de s'assurer que la tête articulaire n'est pas déplacée, car alors cette affection devrait être traitée non comme une foulure, mais bien comme une luxation. Il suffit, pour les foulures, d'entourer le membre malade d'un linge imbibé de lotion tonique en ayant le soin de l'humecter plusieurs fois jusqu'à guérison.

Coups. — Les coups occasionnés par suite de chutes, de contusions ou de mauvais traitements, l'animal ayant été frappé avec un corps dur, devront être traités de la façon suivante.

Faire plusieurs fois par jour des lotions toniques et appliquer sur les parties douloureuses des compresses imbibées de la solution suivante :

Alcool camphré............	100	grammes,
Teinture d'arnica..........	30	—
Eau-de-vie................	0 1/2	litre.

Blessures et plaies. — Les blessures les plus ordinaires chez les chiens lorsqu'elles ne sont pas produites par des armes à feu, sont la suite de morsures qu'ils se font entre eux; pour les chiens courants, la suite de déchirures par les défenses du sanglier ou les andouillers du cerf. Les premiers soins à donner aux chiens blessés consistent à laver la blessure avec de l'eau fraîche pure, pour faciliter l'écoulement du sang et enlever les corps étrangers qui pourraient exister dans la plaie; il faut ensuite en réunir les bords soit au moyen d'une suture continue faite avec un gros fil, soit à l'aide de grosses épingles que l'on implante dans la peau de chaque côté de la plaie et que l'on rapproche alors au moyen d'un fil disposé en croix d'une épingle à l'autre. Lorsque les bords sont réunis, faire des lotions d'abord avec de l'eau-de-vie étendue d'eau, réitérer ces lotions plusieurs fois le jour, si faire se peut, appliquer sur la plaie des compresses imbibées de la lotion tonique :

Eau......................	1	litre,
Extrait de saturne..........	15	grammes,
Alcool camphré.............	30	—
Teinture d'arnica...........	15	—

Mêlez...

et les maintenir au moyen d'un bandage approprié. Éviter autant que possible, en lui mettant une muselière, que l'animal n'enlève avec les dents le bandage appliqué. Pour empêcher qu'avec une patte de derrière il puisse se gratter, il faut les attacher l'une à l'autre au moyen d'un ruban, qui ne lui permette pas d'allonger la patte jusqu'à la plaie. Si les plaies viennent à suppurer, continuer les lotions; mais, si la suppuration est abondante et qu'elle exhale une odeur fétide, employer alors la solution phéniquée :

Eau......................	1	litre,
Alcool....................	30	grammes,
Acide phénique.............	10	—

Mêlez.

On ne devra enlever les fils de la suture et celui des épingles qu'après s'être assuré que la plaie est en bonne voie de guérison et que la cicatrisation est presque complète. Pendant que le chien est en traitement pour les causes ci-dessus (*fractures, luxations, coups, foulures, blessures et plaies*), lui administrer une fois la semaine, le matin à jeun, de deux à quatre pilules purgatives, puis tous les matins, dans un peu d'eau ou de lait, de quatre à huit gouttes de teinture d'arnica, donner modérément à manger, et tenir l'animal dans un endroit sec et bien aéré.

E. Capron,

Pharmacien à l'Isle-Adam
(Seine-et-Oise).

TABLE DES MATIÈRES.

—

MALADIES DES YEUX.

FIN DE LA TABLE DES MATIÈRES.

www.ingramcontent.com/pod-product-compliance
Ingram Content Group UK Ltd.
Pitfield, Milton Keynes, MK11 3LW, UK
UKHW020919180726
13838UKWH00002B/649

9 782329 413440